新装版

子どもも親も笑顔が増える！

児童精神科医ママの

子どもの心を育てるコツBOOK

児童精神科医
白尾直子 著

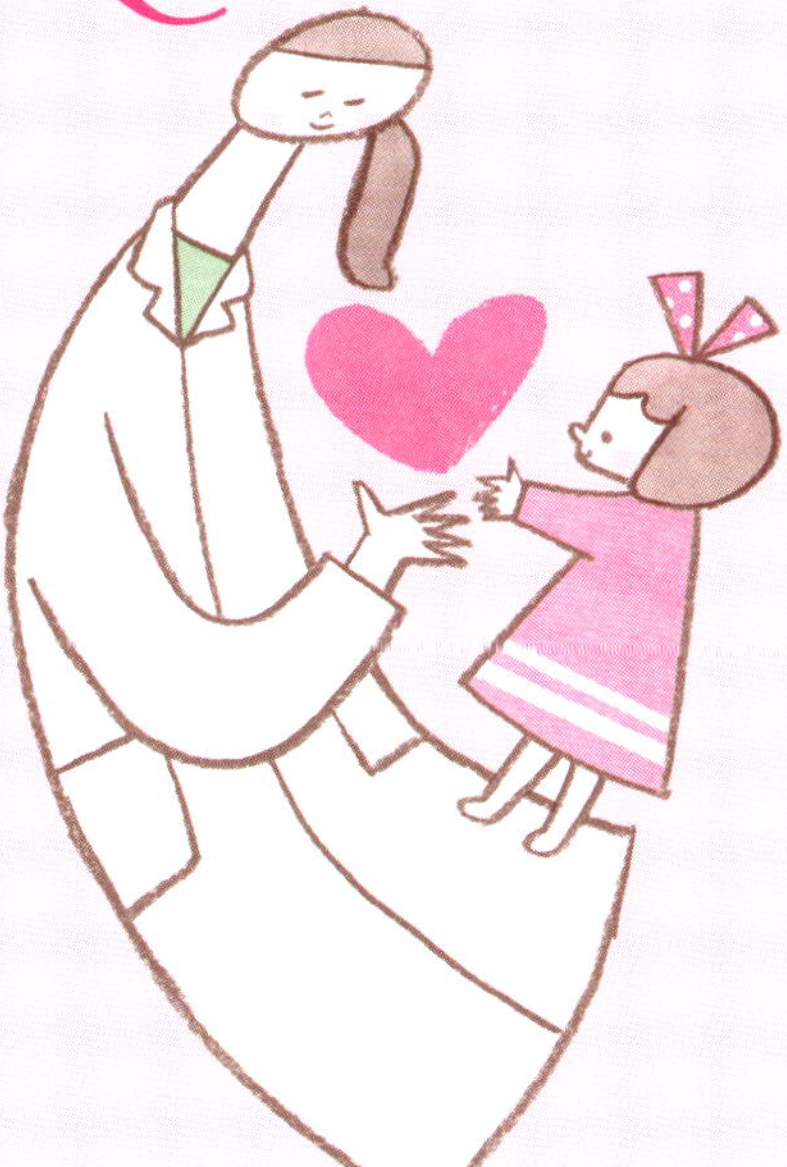

イラスト／モリナオミ

はじめに

私は日頃、児童精神科医として、主に子どもたちの心の診療をしています。児童精神科というと特殊な場所に思われるかもしれませんが、実際に診察室で話していることの大半は子育てに関連したごく一般的な内容です。そして少子化の時代にもかかわらず、児童精神科を訪れる子どもたちは、この12年で約2倍にも増えています。それだけ子育てに真剣に向き合うご両親が増えているのかもしれませんし、もしかしたら当たり前に子どもが育つことが難しい世の中になってきているのかな……なんて考えることもあります。ただ、どんなに時代が変わっても、次のことだけは変わらないのではないでしょうか。

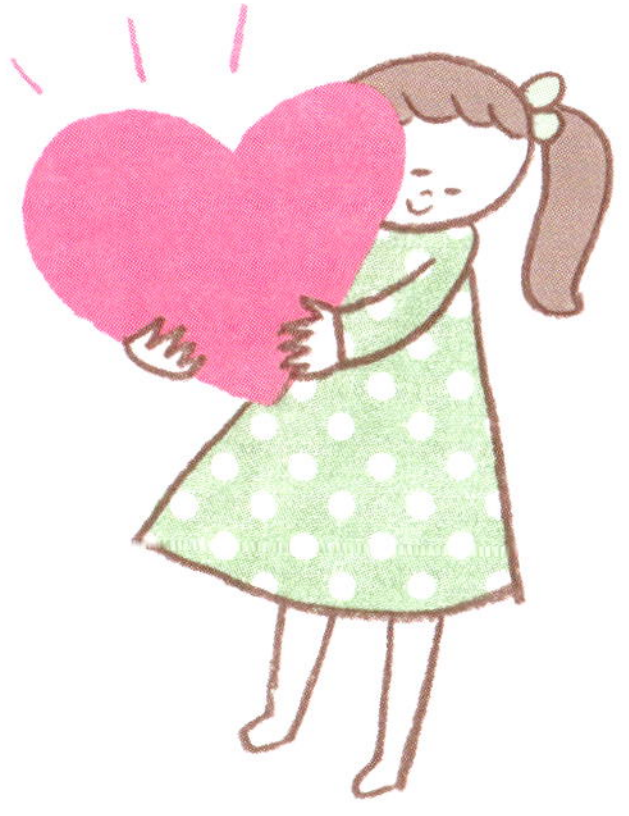

ほとんどの親は、わが子をできるだけうまく育ててあげたいと願っている。
初めから、わざわざ悪く育ってやろうと思っている子どもはいない。

つまり親子それぞれが自分を、お互いを信頼できていたら、その子育ては基本的にうまくいくのではないかと私は思っています。

それでも心の成長は、身体の成長のように数値で客観的に見ることができません。身長や体重と違って、「心がどのくらい成長したか」は計れないのです。そして子育ては長く続いていくうえ、すぐには結果がわからないので、うまくいっているか不安に思うときがあるかもしれません。それに人間の心は大人になってからも成長し続けるので、『子どもの心を育てること』にはっきりとしたゴールはありません。

では、どこを目指して子どもの心を育てていくべきでしょうか？　私は、子どもが『自分で生きていく力』を身につけることではないかと思います。今は親に守られながら暮らす子どもたちも、いずれは自分の力で生きていくことになります。『自分で生きていく力』とは、誰かに見られていなくても自分がすべきことを実行し、すべきではないことをせず、自分自身とも周囲の人ともうまく付き合っていく力といえるかもしれません。具体的には、物事を判断して実行に移すこと、決めたことを継続していくこと、責任や役割を果たすこと、自分の心をコントロールすること、自分の意見をきちんと主張すること、必要なときには他人の力を上手に頼れること……、このようなたくさんの能力が『自分で生きていく力』には含まれると思います。

ただ、子どもに『自分で生きていく力』を身につけさせてあげたいと思っても、どうかかわっていけばいいか迷うこともあるのではないでしょうか。そして、どんなお母さんやお父さんにとっても子育ては大変なことです。子どもを育てることには楽しい面もたくさんありますが、基本的には休みがないし、親は子どもの成長に合わせてかかわり方を変えていかなければなりません。親だって人間ですから、常にベストな対応をするのは難しいでしょう。実際、私自身も家に帰れば一児の母ですが、わが子をきちんと育ててやりたいと思いながらも、完璧な母でないことについては自信があります。子どもの言動にイラッとしたり、残念な態度を取ったりしてしまう自分に落ち込むこともたびたびです。

だから、ちょっと不謹慎かもしれませんが、「子どもの心を効率よく育てることができれば」と思うのです。子育ては親の大切な役割ですが、親の人生を犠牲にしてまで全神経を傾けて全力を注ぐものではないはずですし、子どもだって親にそんな生き方を望んでいないと思います。限りある時間の中で、本当に大切なポイントだけはきちんと押さえ、あとは楽しく子育てできたほうが、親子どちらにとってもいいのではないでしょうか。

そこで、子どもの心を育てるための大切なポイントをまとめたのが、この本です。できるだけ根拠となるような論文やデータも引用するよう心がけました。まずは気楽な気持ちで読んでみていただけたらうれしいです。

目次

新装版 児童精神科医ママの子どもの心を育てるコツBOOK

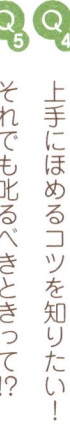

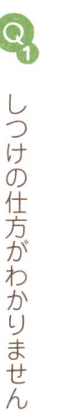

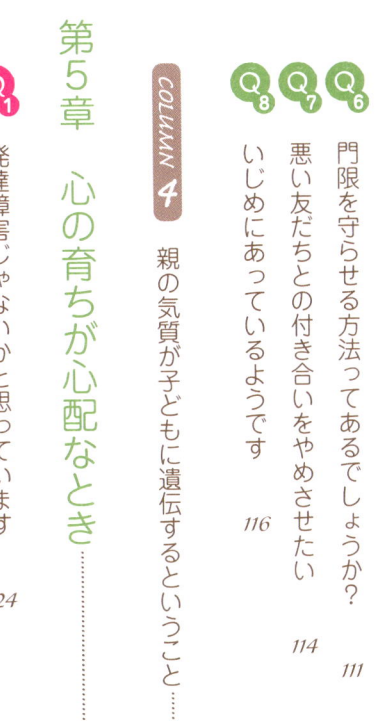

COLUMN 1

子どもに愛情を持てないということ

診察室でお母さんに「子どもをかわいいと思えない」と打ち明けられることがあります。その理由は、そもそも子どもがほしいと思っていなかった、夫（や元夫）とそっくりで腹立たしい、欠点が自分によく似ていて嫌、下の子が生まれてから上の子がわずらわしいとしか思えないなど、本当にさまざまです。まったく愛情を感じないというお母さんもいれば、たまには愛しいと思う瞬間があると話すお母さんも。「母親が子どもを愛するのは当たり前」という風潮の中で、自分の気持ちを正直に認めて思い切って打ち明けてくれるお母さんに、私は敬服します。

「子どもに対して愛情いっぱい」と自負しているお母さんでも、子育てはとても骨の折れる仕事です。「子どもに愛情を感じないけど、親だから育てなくては」という責任感や義務感だけでがんばり続けるのは、並大抵のしんどさではないはずです。どうか「子どもに対して愛情がわかない」「子育てがつらい」という思いをひとりで抱え込まず、ぜひ誰かに相談していただきたいと思います。

できれば配偶者やご両親などの身近な人に話を聞いてもらうのがいちばんですが、ひとりで育児をがんばらなくてはならない状況にいる方のほうが多いのではないでしょうか。そうした状況自体が、お子さんを愛しいと感じる余裕を奪っている場合も多いと思うので、まずは区市町村ごとに設けられている子育て支援センターなどに相談してみてくださいね。

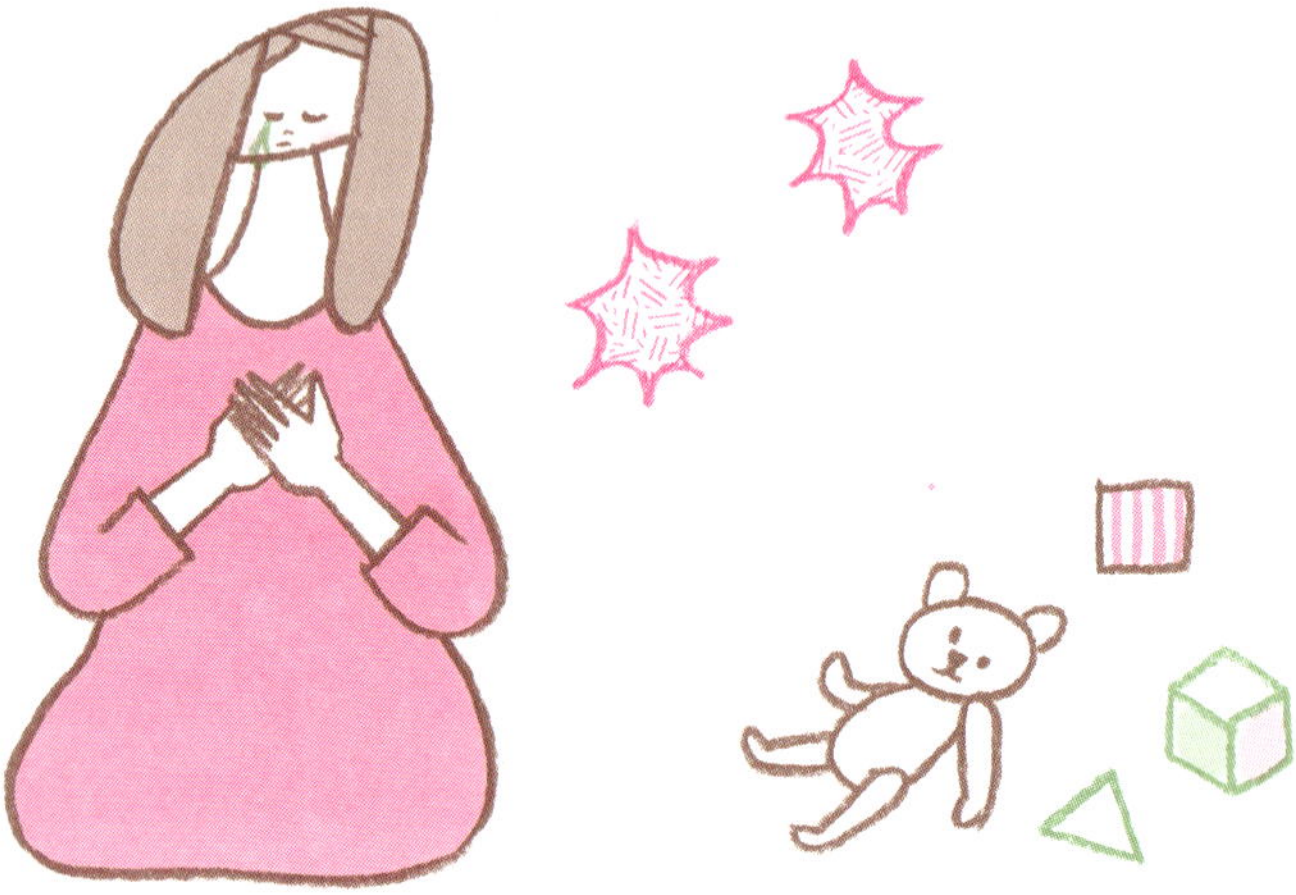

第1章
心を育てる基本

Q1 心を育てるって、どういうこと？

そもそも『心』って、なんでしょうか。医学的に定義するのは難しいですが、脳という臓器のさまざまな働きを集めたもの全体を心と呼ぶことができそうです。脳は物事を考え、情緒を感じ、その人のパーソナリティを形成します。さまざまな問題を解決し、言葉を操り、見る・聴くなどの感覚を感じ、身体を協調させて動かし、心拍や呼吸、ホルモンの調節などの生命維持にも携わっています（※1）。こうした脳の幅広い働きのすべてが心ということです。つまり、心を育てることは、脳の働きを発達させることと考えてよさそうですね。

もちろん、身体が毎日少しずつ成長・発達していくのと同様に、お母さんやお父さんが意識しなくても、子どもの脳（心）は自然に育っていきます。また脳の基本的な神経ネットワークの配線は、生まれつき決まっているものです。しかし、ネットワーク配線の細かい調整には、

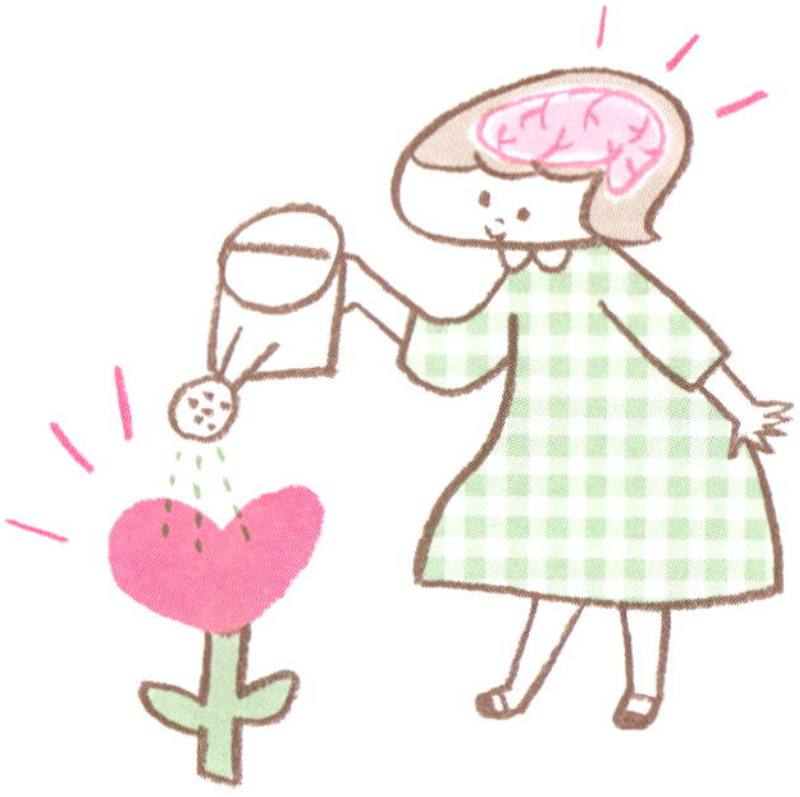

幼少期の経験が大きく影響することがわかっています。これは脳が、人・物・環境などの『まわりの情報』と、感覚・気持ちなどの『自分の中の情報』を処理する経験を積み重ねながら、神経ネットワークを発達させていくためです。

たとえば、まだ視力が弱くて寝返りもしない赤ちゃんの場合は、まわりの情報は少ししか得られないし、自分の中の情報も少ないでしょう。それでも両親がお世話をしたり、発声や笑顔に応えたりすれば、まわりの情報が大きく増えます。さらに、そのかかわりによって快さなどの自分の中の情報が増えることもあるでしょう。反対に幼い時期の親子のかかわりが阻害されてしまうと、あとから言葉の発達やパーソナリティの形成、社会性などに支障が出るといった現象は古くから報告されていて、最近ではそのメカニズムも解明されつつあります。

まとめると、子どもの心は自然に育っていくものではあるけれど、よりよい経験を積めるような環境が整っているほうがよい、特に身近なお母さんやお父さんとのかかわりが心の育ちにとても大切な役割を果たしているといえそうです。

A

よりよい経験を積める環境を整えて、脳の発達を助けてあげることです。

※1　Singh AR et al. Mens Sana Monogr. 2011; 9(1): p6–41.

Q2 具体的には、どう育てたらいいの？

心を育てる基本は、子どもからの働きかけに『応答』することです。応答とは、発信を受けとめて反応を返すこと。これは先進国でも途上国でも、世界各国の子育てに共通していることがわかっています。ひとことで応答といっても、子どもの発声に返事をする、笑みを返す、自分でチャレンジしたいという気持ちを応援する、あるいは病気のサインがみられたら看病するなど、さまざまなことが考えられます。

ある文献によると、応答というのは、次の3つのステップに分けて考えられることが多いようです（※1）。

ステップ1 観察：養育者が子どもの出す合図を観察する
（たとえば、子どもの動きや声、機嫌などを観察する）

ステップ2 解釈・翻訳：養育者が子どもの合図を正確に読み取る
（たとえば、子どもがイライラしているのは疲れのためなのか、病気のサインなのかなど）

ステップ3 行動：養育者がすばやく一貫した効果的なやり方で、子どものニーズを満たす
（たとえば、子どもが疲れているようなら、抱っこして休ませるなど）

子どもにとって、自分が発信したサインが伝わって受けとめられ、反応が返ってくる（ニーズがかなえられる）ことは「大切にしてもらえている」という感覚に結びつきます。すると、子どもと親とのあいだに『基本的信頼感』が生まれます。さらに子どもの中で「自分は存在するだけで価値がある」という『自己肯定感（自尊感情）』が育ち、自立への道を安心して歩んでいけるようになります。この基本的信頼感と自己肯定感は、長い人生を生き抜いていくために最も大切な要素です。そこで、これらを伸ばしていくための基本的な応答を3つあげておきます。

1：甘えたい気持ちに応える

子どもの「甘えたい」「不安を解消したい」という気持ち（愛着行動）を受け入れ、愛着関係を築きます。具体的には、たとえば甘えてきたときや泣いているときに「どうしたの？」とやさしく声をかけたり、頭をなでたりするといったことです。また抱っこなどのスキンシップも大切です。最近の研究で、人の体温のあたたかさと、心理的なあたたかさや信頼といったものは、脳内の同じ部位（島《とう》と呼ばれる場所）で感じていることがわかってきました（※2）。ですから、幼少期に親の身体のぬくもりを感じることは、心を育てるうえでも重要です。

成長するにつれて親に甘えて不安を解消することは減っていきますが、「不安なときは守ってもらえる」という親への信頼感は、他人や世界とのつながりのイメージに形を変え、その後の人生で大切な意味を持ち続けることになります。

2：自立したい気持ちに応える

子どもの「自分でやりたい」という気持ちは、自立への第一歩。だから危険なこと以外は、なるべくチャレンジさせてあげるようにします。もちろん、初めは思うようにならなくてイライラしたりぐずったり、失敗して泣いたりするかもしれません。納得がいくまで何度もやり直したがったり、不安な気持ちが出てきて「やっぱりやめる」と言い出したりして、時間がかかることもあります。忙しい親の立場からみると、「まだ無理なのに」ともどかしい思いをすることもあるでしょう。それでも時間が取れるときは、子どものペースを尊重して、自分でチャレンジさせてあげることが大切です。新たなチャレンジをクリアしていくという『成功体験』が子どもの自信を育て、さらに自己肯定感を高めることにつながります。

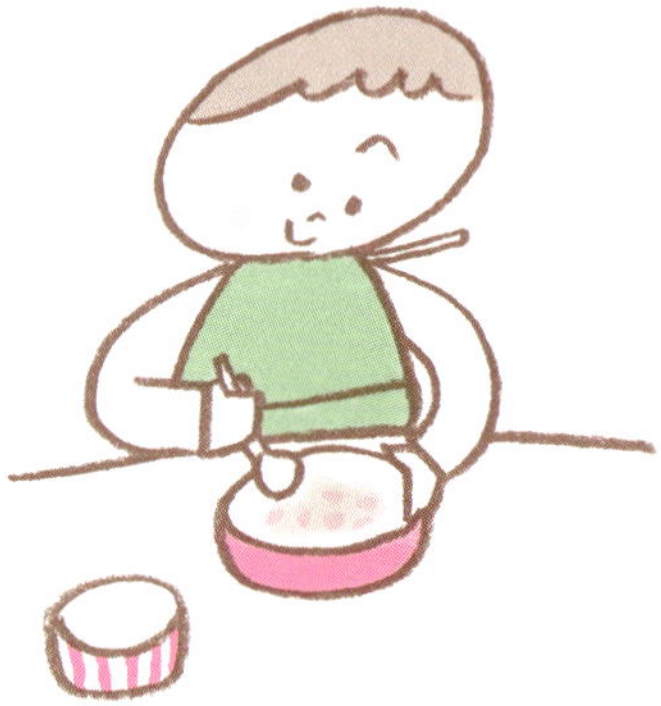

3：話したい気持ちに応える

子どもの話には、きちんと耳を傾けます。お母さんやお父さんが話を聞き、「そうだね」と共感とともに受けとめたり、「それは○○なの？」と関心を持ってたずねたりすることで、親子の基本的信頼感が深まり、子どもの自己肯定感が高まります。このとき大切なのは、途中でさえぎって親が一方的に話したり、アドバイスを押しつけたりしないこと。子どもがうまく話せなくても、できるだけ言葉が出てくるのを待ち、「うんうん、それで?」などと続きをうながしてください。まだ言葉にならない思いを「嫌だったね」などと代弁してあげるのもいいでしょう。子どもにとって、自分の気持ちや考えを言葉にして伝えることは大きなチャレンジ。その意味でも、子どもが「きちんと伝えられた」という達成感を得ることが大切です。

心を育て始める時期ですが、それは生まれてすぐからです。でも事情によって、乳児期に愛着関係や基本的信頼関係を築けなかったとしても大丈夫。時間はかかるかもしれませんが、子どもは何歳でも受け入れてくれるはずです。そして心の育て方は年齢によって違いますが、愛着関係や基本的信頼関係を築き、自己肯定感を伸ばしていくことが重要なのは変わりません。

A

『応答』で愛着関係と基本的信頼関係を築き、子どもの自己肯定感を育てましょう。

※1　Eshel N et al. Bull World Health Organ. 2006; 84(12): p991-998.
※2　Williams LE et al. Science. 2008; 322(5901): p606-607.

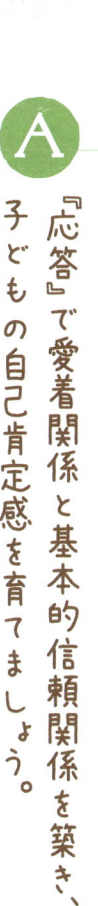

Q3 年齢に応じてできることがあれば教えて！

個人差はあるものの年齢によって発達の度合いは進んでいくので、その時期ごとに必要な環境やコミュニケーション、遊びなどを与えることで、成長を手助けしてあげることができます。子どもは身体能力が発達するにつれてできることが増えていき、その能力に応じた課題にチャレンジすることで、喜怒哀楽の感情や達成感などを味わい、その結果として自己肯定感や忍耐力、相手への気遣いなどを身につけていくものです。つまり身体の発達をうながすと、心も育つというわけですね。

そこで0歳から就学までを中心にいくつかの時期に分け、それぞれの月齢・年齢における『発達』と『心を育てるためのコツ』をまとめてみました。もちろん発達のスピードには個人差があるうえ、それぞれの子どもの好みや性格もあるので、あくまでも目安です。発達に合わないこと、好まないことを「身体を鍛えるために」などと無理にやらせるのではなく、お子さんと一緒に楽しめるようにアレンジしてみてくださいね。

またお子さんに働きかけるときには、できるだけ身体や顔をきちんと向け、目を見て話しかけるなど、ていねいなかかわりを心がけることも大切です。

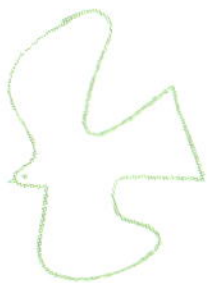

【0～3か月】

発達 生まれて間もないこの時期は、外の世界に少しずつ慣れていく時期です。耳は聞こえていますが、まだ視力は弱く、手指の動きも発達していません。

コツ 「おむつを替えようね」「気持ちがいいね」など、おだやかな声で話しかけるとよい刺激になります。手指の発達をうながすために、ときどき赤ちゃんの手のひらをさすったり揉んだりして刺激してあげるのもよいでしょう。2か月目以降は、赤ちゃんの顔から30㎝くらい離れたところで赤や黒などのはっきりした色のボールや輪をゆっくり動かして、目で追わせる遊びができます。動きと音を同時に楽しめるメリーを使うのもおすすめです。

【3～6か月】

発達 寝返りを打てるようになり、手の親指をほかの４本の指から離すことができるようになります。視力が発達してくるので、見つけたものを発声や視線を使って周囲に伝えようとすることも。また身近な人を見分けるようになり、あやすと声をあげて笑うようになります。

コツ 声かけや表情などで、積極的に反応を返してあげます。そして手にふれたものを握ったり、舐めたり噛んだりすることが増えるので、おもちゃは握りやすく誤飲防止のために口に入りきらないサイズで、舐めても問題のない材質の物を選ぶことが大切です。おもちゃを顔の正面で見せ、ゆっくり動かして注目させると遊びたい気持ちが高まります。

【6か月〜1歳】

発達 寝返りがスムーズになり、はいはい、つたい歩き、お座りなどができるようになる時期。手や指の動きでは、右手と左手で物を持ち替える、左右の手に持った物を打ちつける、物をつまむ・ひっぱる・出し入れする・渡すなどができるようになります。そして言葉を使う準備が始まり、1歳前後に初めての言葉が出ます。さらに手を振るなどの動作の模倣をしたり、名前を呼ばれたら振り返ったり、手を上げて応じたりすることもでき始める頃です。

コツ 少し離れたところから好きなおもちゃを見せたり、声をかけたりすることで、はいはいやつたい歩きなどをうながしましょう。さまざまな手ざわりの物（ふわふわ・ざらざら・つるつる・でこぼこなど）にふれさせて感覚刺激を与えたり、ひっぱったり出し入れしたりの動作ができるおもちゃで遊ぶのも最適です。そのほか親子で物の受け渡しをしたり、まねっこをしたりするのもおすすめ。言葉に関しては、お世話をしながら「くつをはこうね」などと伝え続けると、動作と言葉のつながりを少しずつ理解します。そして子どもが自分の気持ちを発声や指差して知らせてきたら、「わんわんがいるね」などと代弁してあげましょう。

【1歳〜1歳6か月】

発達 リズムにのって身体を揺らしたり、手を叩いたりできるようになります。また指先の細かいコントロールができるようになって、遊びの幅がぐんと広がる時期です。言葉で表現したいという思いも強くなり、「まんま」「ブーブー」などの一語文がいくつかみられ、知っている単語をたずねると、一致する絵を指差すこともできるようになります。

コツ まだ友だちと遊ぶよりも、ひとりでじっくり遊びに取り組める場所と時間を確保してあげることが大切です。ボールや積み木、ミニカーのほか、太鼓・木琴などの叩いて鳴らせる楽器で遊んだり、容器に物を入れるような遊びをしたりと、手を使うことがおすすめ。親と一緒に絵本を見たり、抱っこでわらべ歌を聴きながら身体を揺らしたりするのもいいでしょう。ひとつ注意すべきなのは、子どもからの十分な発信を待たずに先まわりして読み取ってしまう『勘のよすぎる親』にならないこと。きちんとメッセージを受け取ってから反応を返したほうが、子どもの学びにつながるうえに達成感も得られます。

【1歳6か月～2歳】

発達 歩行が安定して歩ける距離も伸びるので、外出を好み、道草しながら歩くようになります。平坦ではない道を選んだり、しゃがんだ姿勢のまま遊んだりすることも。まわりの大人に強い興味を示して、真似をしたがるようにもなります。言葉は二語文が始まって語彙も増え、語尾の抑揚を使い分けて肯定や疑問などの意図を伝えることができるようになります。

コツ 新しい発見を積み重ねる時期なので、五感を使ってさまざまな刺激を受けとめることを体験させ、その驚きやよろこびを共有しましょう。お風呂やプールの水、公園などで砂の感触を楽しみながら遊ぶのも、豊富な感覚刺激を得られてよいと思います。ままごとなどの『ごっこ遊び』もおすすめです。また言葉が増えるときなので、子どもの話にじっくり耳を傾ける時間をつくり、「聞いてもらえた」と感じさせてあげたいですね。

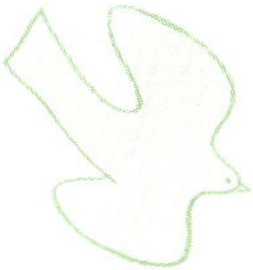

【2～3歳】

発達 跳んだり走ったり片足立ちしたり、横歩きや後ろ歩きをしたりと、立った姿勢での動きに複雑さが見られるようになります。手の動きでは小指側の指の力も発達し、目で見ることと手を動かすことを一致して働かせること（目と手の協応）ができる頃です。言葉も二語文が三語文へと発達し、「もう1コちょうだい」などの要求が伝えられるようになります。

コツ 平均台やすべり台で遊んだり、三輪車に乗り始めたり、大きな遊具も楽しめるようになるので、いろいろな遊びにチャレンジしてみましょう。目と手の協応をうながすブロック遊びやパズルもぴったりです。そのほか5本の指を使う手遊び、粘土遊びなども、よい刺激になります。この時期には自己主張が激しくなりますが、自発性のあらわれと思って頭ごなしに否定せず、子どもが自分の気持ちを主張して自分で選択する機会を与えてあげることが大切です。

【3～4歳】

発達 手足の筋肉が少しずつ強くなり、片足跳びや階段の昇り降り（手すりを持って一段ごとに両足を揃えながら）ができるようになります。また目を閉じたまま歩けるほど平衡感覚も発達し、指先もより細かい動きが可能になる時期です。さらには前後・上下・表裏などの概念を理解したり、言い訳や弁解ができ始めたりします。

コツ 大人が支えた状態で鉄棒にぶら下がったり、けんけん跳びをしたりして、手足の筋肉を思いっきり使ってみましょう。折り紙で遊ぶこともできるようになるので、親子でやってみると新しい発見があるかもしれません。列車をレールの上で走らせたり、家や家具のミニチュアや人形などを使ったりして、想像力をふくらませる遊びをするのもよい刺激になります。少しずつですが、ひとりで遊べる時間も長くなってきます。

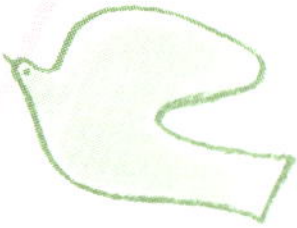

【4～5歳】

発達 手足の筋力や平衡感覚がより高まり、ジャンプの高さや距離、片足立ちできる時間がのびてきます。腕の力を生かしてよじ登る、ぶら下がるなどの運動も盛んに。手指の操作も上手になり、より高度なことが可能になります。友だちと約束して遊びに行ったり、仲間と協力したり、年下の子を保護しようとするなど、子ども同士のつながりも強くなってきます。

コツ ブランコや鉄棒などの幅広い遊具で遊べるようになるので、公園へ行くのがおすすめです。室内ではお絵描きをしたり、大人と一緒にはさみを使って何かをつくったりするのも楽しめます。友だちとトランプやかるたなどの簡単なゲームをするようになるので、親子でやってみるのもいいでしょう。

【5〜6歳】

発達 手足を同時にコントロールすることが可能になり、スキップや縄跳び、跳び箱、逆上がりなどができるようになってきます。言語はますます発達し、言葉を使って自分の感情を表現したり、考えたりできるようになる時期です。

コツ けん玉やコマ回しなど、手足を協調させる遊びがおすすめです。登山(ハイキング)や水泳といった運動もできるようになるので、子どもの体調や難易度に配慮したうえでチャレンジするのもいいと思います。達成感や自己肯定感を味わう貴重な機会になるでしょう。また敵と味方、お店屋さんとお客さんなど、ふたつのグループに分かれて別々に役割を持ったり、役割を交代したりするような遊びもおすすめです。役割に沿って行動することは、社会性の土台になります。もちろん、絵本や児童書もいい刺激になります。

【6〜7歳】

発達 バランス感覚が発達し、身体の動きを素早くコントロールすることが可能になります。また記憶力と想像力もついてくるので、道を覚えたり、物語に感情移入したり、他人はどう思うかを考えられるようにもなってきます。

コツ 身体を突然止めたり動かしたりする『だるまさんがころんだ』『氷鬼』などの遊びが楽しい時期です。お気に入りの場所への道順を地図に描くのもおすすめ。また文字を書くことへの関心が高まり、手紙を書きたがったりするかもしれません。友だちとの遊びではカードゲームやボードゲームに加えて、屋外では野球ごっこやサッカーごっこなどを楽しむようになります。親子での遊びは少しずつ減ってくるかもしれませんが、友だちと遊んだ話に耳を傾けてあげることが大切なコミュニケーションになります。

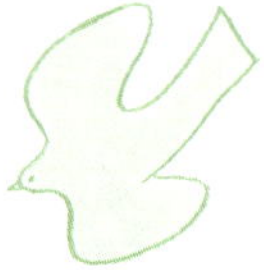

【就学後のこと】

就学後は、それまでに培った基本的信頼感や自己肯定感を土台に、新たに出会う友だちや先生と人間関係を築き、課題に取り組んでいくことになります。誰もが通る当たり前の道ですが、時間割に沿って授業を受け、給食当番などの役割をこなし、宿題をしたうえで翌日の準備をするなど、自分で考えてやるべきことが盛りだくさん。改めて考えてみると、小学校への入学は子どもにとって大きなチャレンジといえそうですね。

親にできることは、子どもが学校で感じたことを聞いてあげることです。就学までに親子の信頼関係ができていれば、上手にできたこと、失敗して恥ずかしかったこと、楽しく過ごせたこと……、毎日しゃべりたいことをたくさん抱えて帰ってくるはずです。うまくいったことや楽しかったことは一緒によろこび、失敗したことは責めたりからかったりせずに「失敗を繰り返して上手になればいい」ということを伝えてあげてください。親の子ども時代の失敗談を聞かせてあげるとホッとできるでしょうし、困っていることの解決策を一緒に考えてもらったりするのも心強いと思います。

中学生になれば、周囲の友だちが変わったり、勉強が難しくなったり、部活などで先輩とのつながりが増えたりといった学校生活の変化によるストレスを抱えやすい一方で、自立を目指して親との距離を取り始めるので、あまり話さなくなるかもしれません。親は常に気にかけていること、話を聞く準備はできていることを伝えてあげられたらいいと思います。

そして小学生も中学生も、学校では友だちに気を遣ったり、テストに緊張したりしながら、それぞれに心をすり減らしているはずです。だから、家に帰ればのびのびと心を緩められる環境を確保してあげることが重要といえます。

Q4 反対に親がしないほうがいいことって!?

子どもと自分を同一視したり（分身だと思ったり）、ありのままの外見や人格を否定・攻撃したり、子どもを自分の持ち物のように思ったりすることはよいことではありません。たとえ小さくても幼くても、親とはまったく違う独立したひとりの人間です。その事実を意識しておかないと、子どものためによかれと思ってした行動でも、本人の希望やニーズに沿わず、よい結果に結びつかないこともあります。特に、次のようなことは避けたほうがいいといえるでしょう。

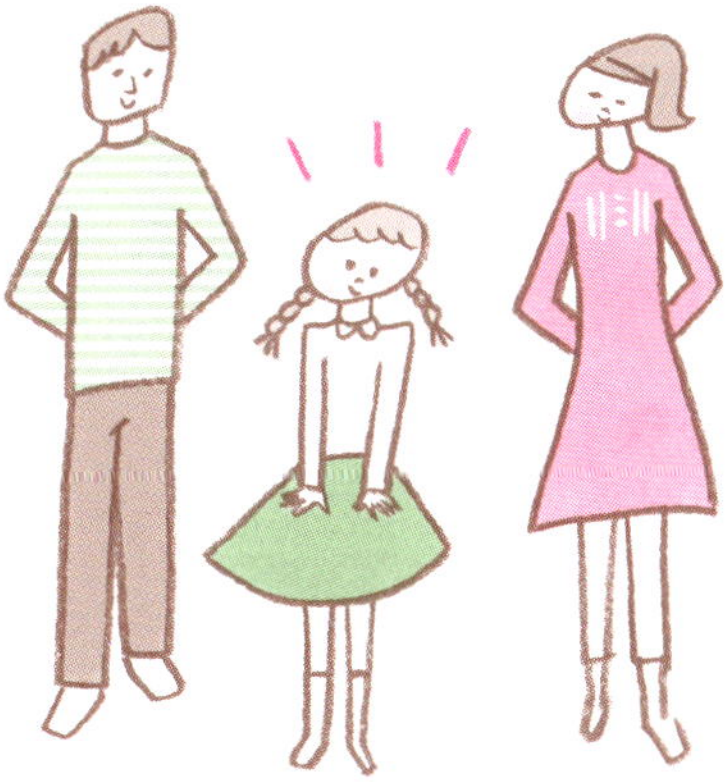

1：親の願望を押しつける

子どもに「こうなってほしい」「これをさせたい」という親の願望を押しつけるのは、あまりよいこととはいえません。もちろん子どもを大切に思い、その将来に期待をかけていればこその気持ちは理解できます。でも、子ども自身の考えや個性を大切にしながら心を育てていくという観点から見ると、避けたほうがよさそうです。

　子どもが親の理想どおりの姿に育たないとしても諦めが必要でしょう。そして逆にいえば、子どもが育った結果のすべてが親の責任ではないということでもあります。

2：過保護にする

　親が先まわりをして手を出しすぎたり、「こうしなさい」「ああしなさい」などと細かな指示・命令をたくさん出しすぎたり、失敗の尻拭いをしたりするのもよいことではありません。子どもが自分でできること（できそうなこと）をやらせないで過保護にするのは、親の都合で甘やかすことであって、子どもを甘えさせることとは違います。

　子どもは常に今できることよりも少し高度なことに挑戦したがるので、たくさんの失敗をします。でも少しずつ無理をするからこそ、成長や発達がうながされるのです。「失敗したら、こう後始末をすればいい」「次からはここに気をつけて、こうやればいいんだ」と自分で考えること、その結果や責任を引き受けることを学びながら、自立へと向かいます。

　そして試行錯誤の末に自分の力だけで失敗せずにやり遂げたときの達成感は、子どもに自信を与え、自己肯定感を高めてくれます。こうした大切な学びのチャンスを親が奪って、子どもに無力感を感じさせてしまうことは、心を育てるうえで効果的とはいえませんね。

3：感情的になる

時間的にも精神的にも余裕がないとき、子どもにイライラを向けてしまうことがありますよね。でも、子どもを親の感情のはけ口にするのはよくありません。思ったことをすぐに口に出すのではなく、目を閉じて深呼吸をし、まずは本当に言うべきことかどうかを考えます。何かを伝えるとしても、声の大きさや口調を自分でモニターしながら、「それはやめてね」などと冷静に話しかけてください。それでもイライラが鎮まらないようなら、子どもの身のまわりの安全を確認してから、その場をいったん離れて気持ちを整えるのもいいかもしれません。

また、その時々の感情に左右されて、一貫性のない態度を取るのもよくありません。たとえば子どもが話を聞いてほしそうにしている場面で、余裕があるときには聞くのに、余裕のないときには冷たくするなど、まったく違う対応をすると子どもは不安になります。話を聞けないときも、聞きたい気持ちはあることを伝えてあげられたらいいですね。あまりにイライラが強くて落ち着けそうにないときは、64ページからの認知行動療法の考え方も試してみてください。

A

親子でも、それぞれ別の人間です。子どもも独自の人格を否定しないで！

Q5 子どものSOSをキャッチするには?

子どもが保育園や幼稚園、学校などでどんなふうに過ごしているのか、すべてを知ることはできません。たとえ一緒にいたとしても、子どもが一つひとつの出来事をどんなふうに感じているかを親は知ることができません。心は目には見えないので、当然ですね。

でも、子どもの行動を観察することで、心の一部を感じ取ることはできます。もちろん親子の基本的信頼関係ができていれば、子どものほうから悩みや心配ごとを話してくれることもあります。それでも、心の葛藤を言葉にするのが難しい、親に心配をかけたくないなどの理由で相談してこない場合もあるので、子どもの言動を観察することは重要だと思います。

たとえば以下のように、ふだんと違う言動に気づいた場合は注意深く見守り、必要な対処をしてもらえたらと思います。

〈思春期前なのに甘えてこない場合〉

およそ10歳以下の子どもが甘えてこなくなると、ちょっと心配です。まわりに敏感でよく気がつく子どもは、親が忙しそうだったり、しんどそうだったりすると遠慮するようになります。

親子のコミュニケーションは相互作用なので、親も子どもが甘えてくればかわいく思えるけれど、甘えてこないと愛しく思えなくなってしまい、親から声をかけないので子どもはさらに甘えにくくなる……という悪循環に陥りがちです。あまりにも甘えてこないようなら、親のほうから積極的に距離を縮めてあげてください。そして思春期に入ったら、甘えが反抗や拒絶に姿を変えて親離れを目指し始めるので、今度は少し離れて見守ってあげられるといいですね。

〈習慣的な癖があらわれた場合〉

子どもに習慣的な癖（習癖）があらわれることがあります。あまり心配ありませんが、よく見られる年齢を超えて続く場合は、相談機関（第5章Q3参照）に相談してみてください（※1）。

・指しゃぶり

1歳半では3割くらい、3歳では1割くらいの子にあらわれ、最近では通常の発達過程で見られる生理的なものと考えられています。ただ就学後にも続くようであれば、不安や不満が高まるような要因がないか、気にかけてあげたほうがよいと思います。

・爪噛み

3～10歳くらいに最も多い、わりとよく見られる習癖です。こちらも病的な意味はあまりないと考えられますが、イライラしたときに出やすいといわれているので、子どもの生活に必要以上の不安や緊張があるようなら取り除いてあげたほうがよさそうです。

・抜毛

髪や眉毛、まつげなどの毛を抜きたい衝動が抑えられず、見た目に目立つほど毛を失ってしまうというもの。学童期以降に多く見られますが、まれに幼児でも抜くことがあり、年齢が小さいうちは親から離れることで感じる不安や緊張をやわらげるために行うこともあるといわれています。学童期以降でも、自分の不安や不満をうまく表現できずに抱え込みやすい子どもによく見られるようです。抜毛自体を問題にするよりも、子どものがんばりを認めて、気持ちを表現できるようにうながし、それを受けとめてあげることが大切です。

・性器いじり

性器をさわったり、物にこすりつけたりする様子に気づいて心配するご両親も多いようです。でも幼児期や学童期の性器いじりに性的な意味はないので、それほど心配ありません。肌のかゆみがきっかけになっていることもあるので、皮膚を清潔に保ちましょう。大げさに反応することなく、遊びなどの活動に誘って気持ちを切り替えてあげるのもよいと思います。

〈チックがあらわれた場合〉

チックとは、声や言葉、動きを抑えようとしても抑えられずに繰り返すことをいいます。

咳払いをする、鼻をすするような音を出す、単語などを不自然に繰り返す、聞こえた言葉を言う（エコラリア）、「バカ」や「死ね」などの言うべきでない汚い言葉を言う（コプロラリア

＝汚言症）などの音が出る場合をまとめて『音声チック』と呼びます。一方、まばたきをする、顔をしかめる、頭や首を振る、肩をすくめる、床を大きく踏みならすような動作を不自然に繰り返す場合をまとめて『運動チック』といいます。４～11歳頃によく見られ、およそ１～２割の子どもが一度は経験しますが、ほとんどは1年以内に消えてしまいます。必ずしも心のSOSをあらわしているとは限りませんが、緊張が高まったとき、逆に張り詰めていた緊張が緩んだときにあらわれやすいといわれています。そしてチックを出さないように意識すると、かえって出やすくなるのが特徴です。ですから、症状に気づいても注意はせず、ストレスや疲れがたまっていないかなどを気にかけながら、環境調整をしてあげてほしいと思います。

〈強迫症状があらわれた場合〉

強迫症状とは、やめたくてもやめられない考え（強迫観念）からくる不安を振り払おうと、同じ行動を繰り返してしまうこと（強迫行為）をいいます。たとえば「自分の手は汚れているのではないか」と考えて何度も手洗いを繰り返したり、「何か準備し忘れているのではないか」と考えて時間割や宿題などを何度も確認したりするといった症状です。そのため次の行動へとスムーズに移れず、日常生活や学校生活に支障が出てしまいます。子どもの0・１～４％に見られ、中学生くらいの年齢から急増するといわれます（※２）。

強迫症状が出現するメカニズムは、まだはっきりとわかっていないのですが、背景にはきっかけとなる出来事やストレスが見られる場合があります。ただ強迫症状への対応が大変なため、本来対処すべきストレスにまで取り組むことが難しくなってしまいがちです。

子どもが強迫行為を繰り返すと「いつまでやってるの？　もういい加減やめたら？」と言いたくなると思います。でも、やめたくてもやめられないのが強迫症状です。また「手がきれいになったか、お母さんも見てくれなきゃダメ！」などと家族が症状に巻き込まれていきやすいのですが、じつはここで協力するのは逆効果。不安がおさまるまで、子ども自身が強迫行為をせずにがまんして待つ力を身につけられるようにすることが大切です。児童精神科などで心理療法を受けたり、薬の力を借りたりすることもできます。症状に振りまわされず、本来のストレスに対処できるようサポートしてあげられたらいいですね。

〈自傷行為があらわれた場合〉

わが子が自分の身体を故意に傷つけると、ご両親はとてもショックだと思います。日本の女子中高生の12・1％、男子でも9・5％に自傷行為の経験があるというデータがあります（※3）。

リストカットなどの自傷行為は、必ずしも自殺するつもりで行うわけでもなければ、周囲の気を引きたいだけでもなく、不快な感情をやわらげるために切っているケースが多いようです。つまり、リストカットはなんらかのストレス解消の役割を果たしていて、わざわざ自分で手首を傷つけなくてはならないほどのストレスを抱えた状態にあると考えられます。

そう考えると「リストカットなんてやめなさい！」と頭ごなしに叱ったり、「自分を大切にしないとダメ」とたしなめたりするだけでは、自傷行為を止める効果はなさそうです。子どもが手首を切らずにはいられないほどのつらい思いを抱えていることを受けとめたうえで、できればしないほうがいいと思っていることを伝えてあげたいですね。そして、そのために手助けできることがあれば教えてほしいということ、悩みやストレスがあるのなら相談してほしいということをおだやかに真剣に伝えてあげるのがいいと思います。

まとめると、子どもの心のＳＯＳをキャッチするためには、①ふだんから子どもの言動をしっかり観察すること、②心配な言動に気づいたら余計なストレスを与えないようにすること、③手助けできることがあればすることが重要ということになります。

A

心は見えないけれど、言動にあらわれるもの。ふだんから子どもの様子を観察しよう。

※1　金生由貴子『母子保健情報』2007; 55: p1-5.
※2　Heyman I et al. Br J Psychiatry. 2001; 179(4): p324-329.
※3　Matsumoto T et al. Psychiatry and Clinical Neurosciences. 2008; 62(2): p123–125.

COLUMN 2

三歳児神話とお母さんの仕事のこと

三歳児神話は、「子どもは3歳までは常時家庭において母親の手で育てないと、その後の成長に悪影響を及ぼす」という1960年代に広まった考え方です(※1)。

では3年間、本当に常に母親の手で育てないといけないのでしょうか。確かに母乳は母親でないと与えられないし、皮膚感覚や声やにおいを頼りに結びつきを感じる赤ちゃんにとって、生後ごく早期の数か月を母親と一緒に過ごすことは大切といえそうです(※2)。

でもそれ以降なら、お父さんや保育士さんなど、母親以外の人も役割を果たせるようになります。お母さんがひとりで無理をし続けるよりも、誰かに子育てを代わってもらえる状況のほうが子どもも安定した安心感を得られるはずです。ただし代わってくれる人と子どもとのあいだに親近感や信頼関係が築かれていたほうがいい――そう考えると、お母さんに余裕がある場合でも、まわりの人に頼っておくことにはとても大きな意味がありますね。

経済企画庁(現在の内閣府)が行った調査では、仕事を持つ母親に比べて、専業主婦の母親のほうが子育て中に感じる不安感が大きいことが示されています(※3)。専業主婦のほうがひとりで子育てをまかされていることが多く、不安を感じやすいのかもしれません。

子どもが3歳になるまで家庭にいるか仕事をするかは、お母さんとご家族で話し合って決めればいいことだと私は思います。いずれにしても、お母さんがひとりで子育ての大変さを抱え込む状況をつくらないことが何より大切です。

※1 厚生省.厚生白書 平成10年版:ぎょうせい (1998)
※2 Sullivan R et al. Clin Perinatol. 2011; 38(4): p643-655.
※3 経済企画庁. 平成9年度国民生活選好度調査 第3章「出生・育児に関する意識」(1998)

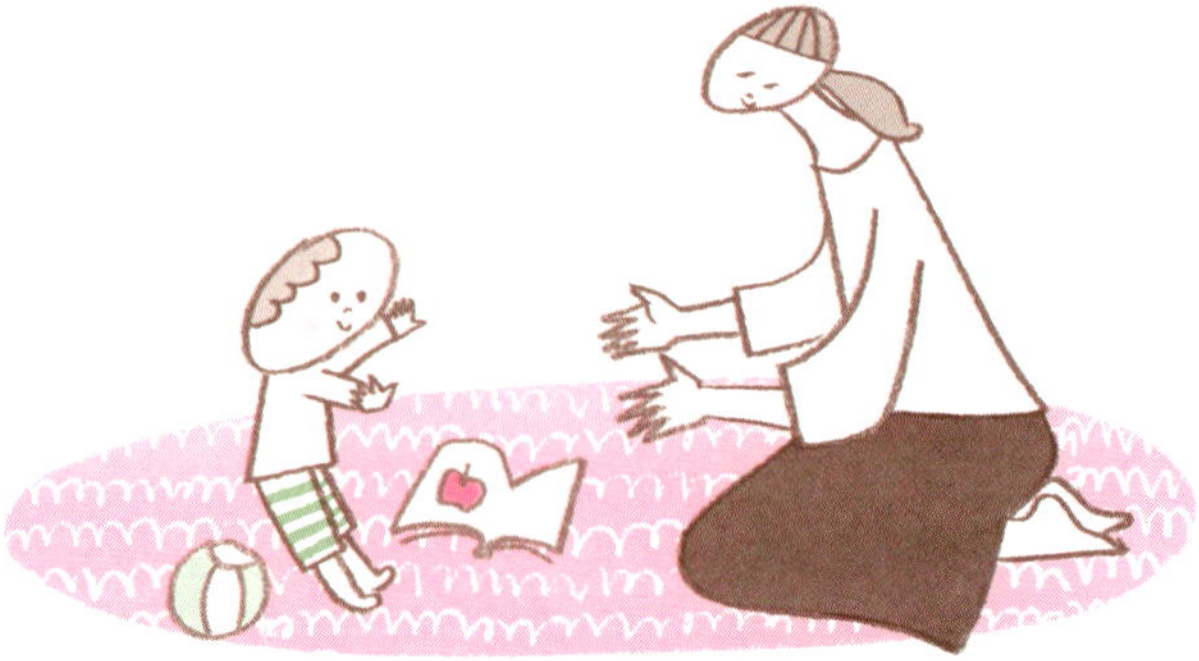

第2章
しつけのこと

Q1 しつけの仕方がわかりません

しつけとは、生活習慣や社会のルール、マナーを教えること。いつ始めるべきかはっきりした目安はありませんが、少なくともルールを理解できない1歳以下の赤ちゃんには不要です。また、しつけを始める前に、基本的信頼感と自己肯定感という土台を育てることが大切といえます。そうして築いた土台の上に、しつけをしていきます。下図のように子どもが成長するにつれて『土台づくり』が占める割合は小さくなっていき、反対にしつけや勉強などによる『自分で生きていく力づくり』のウエイトが大きくなっていくというイメージです。

しつけで大切なのは、年齢（発達）に合わせて少しずつ教えていくこと、身近な大人が日頃からルールやマナーを守っている姿を見せることです。第1章の『心を育てるコツ』と同様に、年齢（発達）に応じたしつけについてふれていきます。発達のスピードには個人差がありますし、一人ひとり性格も違うので、年齢や月齢などはあくまでも目安と考えてくださいね。

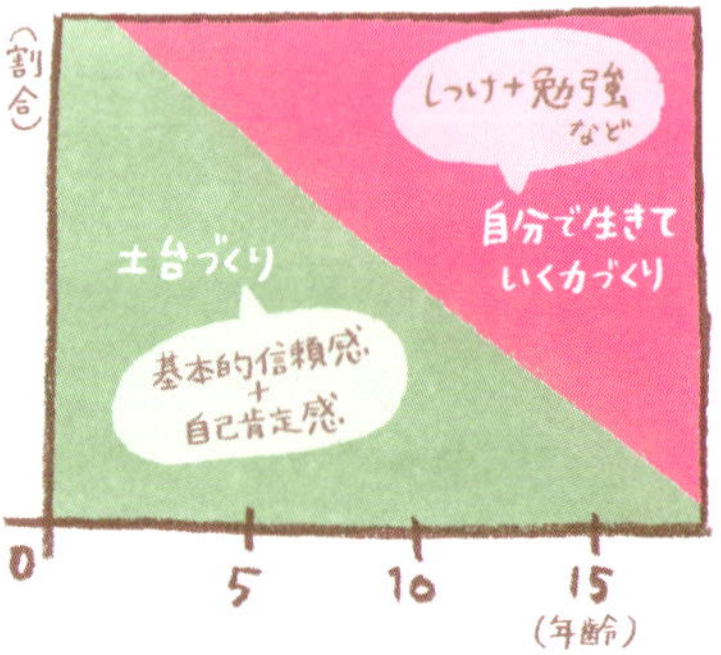

【1～1歳6か月】

規則正しい生活を送る、食事のときは座るなどの基本的な生活習慣を繰り返しやさしく教えます。まだできなくて当然なので、叱ったり強制したりしないでください。コップを持って飲む、着替えようとするなど、身辺自立のための基本的な動作も少しずつできるようになります。子どもが嫌がらない程度にサポートし、うまくできれば一緒によろこび、失敗しても「よくがんばったね」と健闘を称えてチャレンジ精神を育ててあげてほしいと思います。ただし、明らかに危険な欲求に対しては、「これは危ないからやめよう」などと伝えてくださいね。

喜怒哀楽が見られるようになり、思いどおりにならないと駄々をこねるなどの主張も出てくるようになります。まだ相手の都合に配慮したり、気持ちをうまく切り替えたりすることはできないので、親が違うものに注目させるなどして気持ちの切り替えを手伝ってあげてください。

友だちへの関心も高まりますが、自分の気持ちを伝えられないので、叩いたり噛みついたりすることもあります。子ども同士のけんかを減らすには「やめなさい」と叱る以上に、日頃から親が子どもの感情に「悲しいね」「うれしいね」などの言葉で共感を伝えることが有効です。

【1歳6か月～2歳】

ほかの子と遊ぶようになりますが、同じ場所で同じ遊びをしているように見えても、まだ厳密には一緒に遊んでいるわけではなく、それぞれがひとり遊びをしている時期です（並行遊びといいます）。自分の物と他人の物の区別がわかり始めるので、順番を待つこともできるようになってきます。順番を待てたことや代わってあげたことなどに、その都度「よく待てたね」「ちゃんと代わってあげていい子だね」などと肯定的な言葉をかけてあげると、習慣として身につきやすくなります。また意志がはっきりしてきて、自己主張することも増えますが、「Aにする？それともBにする？」などと大人から選択肢を与えて少し待ってあげると、気持ちの切り替えがしやすくなるようです。

トイレトレーニングも少しずつ始められるので、タイミングをみてトイレに誘い、便器で用を足せたら「上手にできたね」とよろこんであげます。着替えや靴を履くことなどを自分でしたがるので、着脱しやすいものを選んだり、しゃがむ・寄りかかるなどの安定しやすい姿勢を教えたりして、成功体験につながりやすい環境を整えてあげてくださいね。

【2～3歳】

より自立心が強くなり、反抗的な言動が出てきます。その場で頭ごなしに否定するのでも言いなりになるのでもなく、自由に主張させて耳を傾けたり、選択肢を与えて選ばせたりしてあげるとよいようです。また癇癪を起こしているときに「癇癪はよくない」と説明しても通じません。必要以上に注目せず、気持ちが落ち着くのを待って、別のことに誘うようにします。

そして親だけでなく兄弟姉妹や友だちとのかかわりの中でも、自分の意思を通そうとして衝突しやすい時期です。どの子にも正しい一面があると思うので、親に助けを求めてきたら、それぞれの言い分を受けとめて共感を示してあげましょう。そのうえで相手方の主張を代弁するように伝えれば、自分はどうすればよかったかを落ち着いて考えやすくなります。

また、お手伝いもしたがるようになります。かえって時間がかかっても、なるべく「ありがとう。助かるな」と受け入れてあげてください。信頼する大人の意図に沿いたくて、「食べていい?」などと行動前に確認することも出てきます。「いいよ」や「だめ」だけでなく、「聞いてくれてうれしい」ということを伝えると、ますますよい習慣を身につけてくれそうですね。

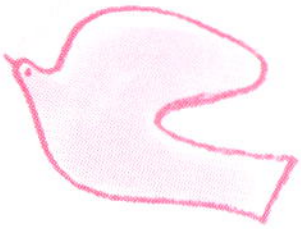

【3～4歳】

自分で選択・実行する力をベースに、言動をコントロールする力が育ち、粘り強くがんばったり、がまんしたりすることも増えます。しかし思うようにできない葛藤のために癇癪を起こすことも。これは理想と現実に折り合いをつけるプロセスのようなものなので、強く叱ったり機嫌を取ったりするなどの過剰な反応をせずに待ってあげると落ち着きやすくなります。

また保育園や幼稚園に通う子どもが多くなり、ルールや約束を守りながら集団生活を送れるようになってきます。友だちとの遊びでは、「かして」「あとで」のような貸し借りや順番、交代などのコミュニケーションが言葉を介して行われるようになります。もちろん「かして」と頼んでも「イヤ」と断られる場面もあるはずです。そのときは「いっしょにつかおう」や「あとでかしてね」などの言葉があることも教えてあげられるといいですね。

それでも、まだ社会のルールが十分に身についていないので、人の物を持ち帰るなど、間違ったことをする場合もあります。激怒したり子どもの人格を否定したりせず、なぜよくなかったのか、どうすれば挽回できるか、今後はどうすればいいのかを説明してあげましょう。

【4〜5歳】

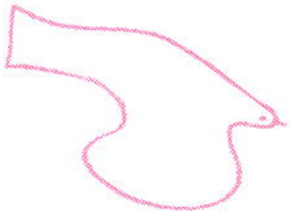

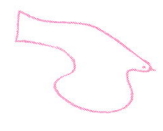

言葉の理解力が高まるので、大人から説明される理由や事情を受け入れ、自分の行動を変化させることができ始めます。一方で納得がいかないと、怒りや不満を表現してくるはずです。この頃になると、大人や友だちの言動を参考に、自分の行動を調節・修正するようになります。ですから、親が感謝や謝罪をあらわす、時間や約束を守るなど、よいお手本となることが大切です。

またトイレや着替えなど、自分でやろうとすることが増えますが、やはり失敗も多いはず。否定的な言葉や人格を傷つけるような言葉は使わず、引き続きチャレンジ精神を称えて見守ってあげることが大切です。さらに親をよろこばせたいと思うようになり、お手伝いを積極的にするようになります。ほどよい役割を与え、感謝の気持ちを伝えてあげてください。

ご近所さんに自分からあいさつをする、友だちが転んだら手を貸してあげる……など、ルールとは言えないまでもできたほうがいい社会的スキルやマナーも少しずつ教え始めます。一度にたくさんのことを求めすぎず、できなくても責めないようにしましょう。

【5歳〜就学後】

一日の予定をイメージして行動したり、アナログ時計を頼りに時間の区切りをつけたりすることもでき始めます。事前に一日の予定を伝えてあげると、自信を持って行動しやすくなり、また就学後の時間割のある生活への準備にもなると思います。そして小学校に入学すると、学校でのルールは先生から学んでいくことになるので、親にできることは「学校では、先生の言うことをよく聞こう」という大原則を教えてあげることだといえそうです。

また小学生になれば、友だちの家に遊びに行く、お小遣いを持って買い物に行くなど、子どもだけで行動することも増えてくるでしょう。ふだんから親がよいお手本を示すと同時に、あらかじめ少しずつ訪問や買い物などの日常生活のマナーを教えておくといいと思います。さらに中学生になれば、正しい敬語の使い方やレストランでのテーブルマナーなど、より大人に近い高度なマナーを習得できるようになるはずです。

こうしたスキルは一度に取得することはできませんが、より適切なやり方をおだやかに繰り返し教えてあげたり、うまくできたことをほめたりすることで徐々に身についていきます。

Q2 叱るよりほめるほうがいいって本当？

叱ることとほめることは、正反対のように思えます。が、どちらも「よい生活習慣やルールを習得させよう」という目的を持った大人からの発信という意味では同じです。

まず、ほめることについて考えてみます。ほめられると、脳では『報酬（ごほうび）』として受け取るため、動機づけ（やる気）が高まります。これはほめられると、『報酬』と関係する脳の中脳《ちゅうのう》という場所が活動的になり、意欲と関連が深い神経伝達物質のドーパミンが活性化されることで確認されています。

さらに中脳のドーパミン領域が、記憶を形成する海馬《かいば》にも影響を与えているらしいこともわかってきました(※1)。つまり、ほめられてドーパミンが活性化しているときにしたことは記憶しやすいという可能性があるのです。ある研究では、課題をして（a）失敗するたびに指摘される方法で練習したグループ、（b）成功するたびに注目される方法で練習したグループ、（c）成功しても失敗しても特に注目されない方法で練習したグループを比べると、（b）のグループだけが数時間後も30日後も練習効果を保てていたという報告もあります(※2)。つまり、子どもに何かを習得させたいときに「よくやってるね」とほめると意欲が増してよく身につき、しかも一度習得したことは抜け落ちにくいといえるのではないでしょうか。

次に、叱ることについて考えてみます。子どもが「叱られたくないから気をつけよう」と思うとき、動機づけは高まっていますが、脳内では回避行動や不快な感情と関係の深い扁桃体《へんとうたい》という部位が活発になることがわかっています(※3)。また叱られたときに子どもが「今度から気をつけよう」と思ったとしても、罰の効果は一時的なので、その思いは長続きしません。そして罰の効果は少しずつ弱くなってしまうことも知られていて、しつけのためにはさらに厳しい罰を使わなくてはならなくなります。体罰や虐待につながる危険性もあるでしょう。

もちろん、現実の子育ての場面では、子どもを叱らないといけないこともあります。でも、できるだけほめたほうが『自分で生きていく力』を効率よく伸ばしていくことができるのは間違いないようです。

A

あらゆる面からみて、叱るよりもほめるほうが確実によいといえます。

※1　Wittmann BC et al. Neuron. 2005; 45 (3) : p459-467.
※2　Abe M et al. Curr Biol. 2011; 21 (7) : p557-562.
※3　Murty VP et al. J Neurosci. 2012; 32 (26) : p8969-8976.

Q3 ほめられてばかりだと、打たれ弱くならない？

「ほめられてばかりでは、厳しい社会で通用しない子になってしまうのでは」と心配する方も多いと思います。でも、親が子どもをどんなにほめて大切に育てようとも、子どもは家の中だけで生活するわけではありません。保育園や幼稚園、学校などで必ず社会の厳しさに接していて、ストレスを感じたりするものです。そして、むしろ社会の厳しさに直面したときにこそ、親に認められたり、ほめられたりすることで伸ばしてきた自己肯定感が役立ちます。

実際に、WHOの『自殺対策リーフレット』にも、「自分を肯定的に評価できる子どもは、精神的不調や落ち込みに陥りにくく、ストレスフルな状況にもうまく対処できる」とあり、以下のような項目が大切なこととして掲載されています（※1）。

- 幼いうちに肯定的な自己イメージをつくれるような楽しい経験を積ませてあげること
- 子どもに「もっとたくさんやれ」「もっと上手にやれ」とプレッシャーをかけ続けないこと
- 子ども自身が「自分は愛されている」と感じられるようにすること
（親が愛していると思うだけでは不十分で、きちんと伝わるようにすること）
- 子どもを受容するだけでなく、あるがままの子どもを特別な存在として大切にすることこのように認めたりほめたりすることは重視されていますが、子どもを叱って世間の厳しさを教えることについては一切ふれられていません。

「ストレスに耐えられる心の強い子に育てなくては」という思いはとてもよくわかりますが、親が子どもに忍耐を強いたり負荷をかけたりする存在になってしまうと、子どもは困難に立ち向かうための基盤を失って、結局あらゆるストレスへの耐性が低くなってしまいます。ですから、お子さんを無理に厳しく鍛えようとせず、認めたりほめたりして大事に思っていることを伝えながら育ててもらえたらと思います。

A

ほめて自己肯定感を伸ばしたほうが、ストレスに強くなるといえそうです。

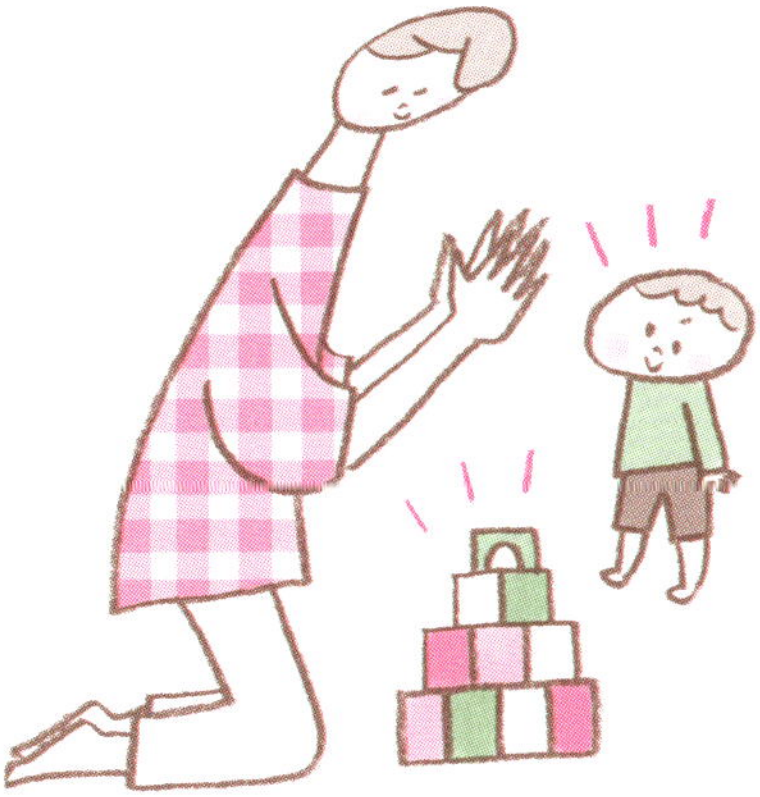

※1 Department of Mental Health, Mental and Behavioural Disorders, World Health Organization. Preventing suicide - A resource for teachers and other school staff.（2000）

Q4 上手にほめるコツを知りたい！

ときどき診察室でお母さんやお父さんから、「子どもはほめて育てるのがいいって言われるけど、うちの子はほめるところがなくて……」「どんなふうにほめたらいいのか、よくわかりません。ほめても別にうれしそうにもしないし」などと相談されることがあります。そこで、いつどこをほめるか、どうやってほめるかの2点についてふれてみたいと思います。

1：いつどこをほめる？

1974年にアメリカで誕生した『ペアレントトレーニング』という、ご両親向けの子育ての手法があります。ペアレントトレーニングでは、子どもの行動を『してほしい行動』『してほしくない行動』『許しがたい行動』の3つに分けます。そして親が子どもの『してほしい行動』に気づき、ほめて注目を与えることを練習していくというものです。

ただ『してほしい行動』をリストアップして、子どもをほめるタイミングを待っていても、機会がないと思うかもしれません。たとえば小学生なら「学校から帰ったら、すぐに宿題をする」という行動は『してほしい行動』に入りそうですが、帰宅するなりマンガを広げる姿を見たら、「宿題は後まわし？」とイライラしてしまいそうです。帰宅後すぐにマンガを読むという行動は、親にとって『してほしくない行動』。ペアレントトレーニングでは『してほしくない行動』には反応せず、『してほしい行動』に切り替わってほめるチャンスが訪れるのを待つのがルールです。「先に宿題をする約束でしょ？」なんて声はかけずに、じっと待ちます。

さて、子どもがマンガを閉じて立ち上がったら……、ほめるチャンス到来です！

「あ、宿題を始めるの？　えらいね！」…①

こんなふうに親に言われたら、たとえ遊ぶつもりだったとしてもブレーキがかかりそうですね。行きがかり上、ランドセルから勉強道具を取り出し始めたら、またすかさず声をかけます。

「自分から宿題を始めるなんて、すごいね～」…②

いよいよ宿題をするしかなくなった子どもがやり始めたら、

「今日も大変そうだけど、がんばるんだね」…③

「どのへんまで進んだ？　お、早い！」…④

などと通りすがりに声をかけます。もし誤字や計算ミスに気づいても、ひとまずスルーして、

「字もていねいに書けてるね～」…⑤

そして最後までやり終えたら、

「もう終わったの？　集中して一気に終わらせたんだね。お疲れさま！」…⑥

などと声をかけることができそうです。

こう考えてみると、宿題をする場面ひとつを取っても、ほめるタイミングはたくさんあります。

①『してほしくない行動』をやめたとき
②『してほしい行動』に自発的に取りかかるとき
③『してほしい行動』を開始したとき
④『してほしい行動』を持続しているとき
⑤少しくらい間違っていても、『してほしい行動』に取り組んでいるとき
⑥してほしい行動をやり遂げたとき

この例で親が『してほしい行動』は、学校から帰ったらすぐに宿題をすることでした。子どもが取った行動は少し違いましたが、改めて考えると期日に提出できるようにやれば、何も帰宅してすぐ宿題をすませる必要はないかもしれません。親が子どもに対して思う「こうあってほしい」「こうでなくてはいけない」という理想を少し緩めることで、ほめるきっかけがたくさん見えてくるということもありそうです。

ここでは宿題を例にあげましたが、兄弟姉妹と仲よく過ごせているとき、食事を残さず食べたときなど、日常生活の中で子どもに『してほしい行動』をたくさんイメージし、すかさずほめられるよう準備を整えておくと、いつどこをほめるかで悩まなくてもよさそうです。

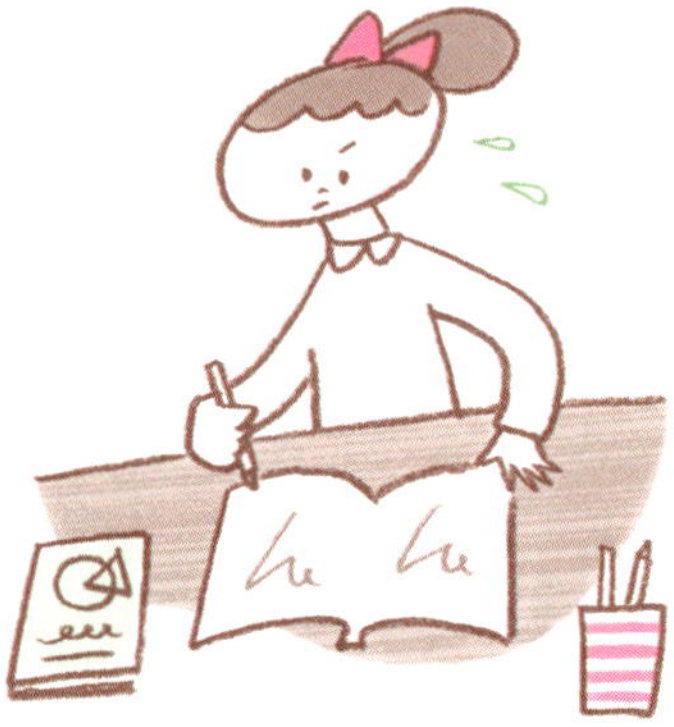

2：どうやってほめる？

ほめるタイミングと内容をつかんだら、次に「どうほめるか」を考えてみたいと思います。行動分析学（応用行動分析）では、ほめ方は大きく分けて次の4つに分類されています。

①言葉をかける
②スキンシップをする（抱きしめる、頭をなでるなど）
③品物を与える（おもちゃ、絵本など）
④飲食物を与える

①や②のように親子関係や親しい人とのつながりの中でほめられることを『社会的強化子《しゃかいてききょうかし》』と呼び、③や④のように物を与えられることでほめられることを『物質的強化子《ぶっしつてききょうかし》』と呼びます。強化子とは、子どもが行動した結果として得られる、子どもの好きな物・よろこぶ物・満足する物です。強化子は、子どものした行動を強化する（増やす）効果を持っています。

これらの4つは、子どもの発達の順序を考えると幼いうちは④、それから段階を踏んで③→②→①の順に強化子として受け取れるようになります。たとえば、まだ言葉がわからない段階の子どもを言葉だけでほめても効果は低いですが、成長するにつれて言葉や笑顔だけでもうれしく感じるようになります。ですから、子どもの発達段階に応じたほめ方（強化子の与え方）をすることが大切です。そして品物でも飲食物でも、その子は何が好きなのか（何が強化子になるか）をしっかり見極めて使う必要があります。

A

ペアレントトレーニングと行動分析学を活用してみましょう。

「お菓子をエサにするなんて、動物に芸を仕込むみたいでイヤ」「子どもをおもちゃで釣って、要求がエスカレートしたらどうするの？」などと感じる人もいるかもしれません。私も物質的強化子を与え続けるのはよいことだとは思いません。でも、子どもがうれしいと感じ、またがんばろうと思えるようなほめ方をするという目的の本質を考えると、やはり一時的には必要で有効なことだと思います。そして物質的強化子だけを淡々と与えるのではなく、必ず「よくがんばったね。すごい！」と一緒によろこんで、抱きしめたり頭をなでたりしてくださいね。

ちなみに子どもをほめるときは、歯の浮くような言葉を使ったり、ご機嫌を取ったりする必要はありません。ほめていることが伝わらなくては意味がありませんが、うれしいという気持ちを共有し、一緒によろこべるような言葉をかければいいのです。ほめ慣れていないと、照れくささも手伝って「珍しいこともあるものね」などと皮肉めいた言葉が出てしまうかもしれませんが、気持ちよく受け取れる言葉にしてあげてくださいね。それが難しければ、「よかったね！」「がんばったね！」などのシンプルな言葉がけにしておくほうがいいと思います。

＜ペアレントトレーニング用　子どもの行動リスト＞

子どもに『してほしい行動』、『してほしくない行動』、『許しがたい行動』を書き出してみると、ご自身の考えを把握しやすくなり、ほめる機会も増やせそうです。ぜひ書いてみてくださいね。

『してほしい行動』	『してほしくない行動』	『許しがたい行動』
〈例〉 ランドセルを 自分の部屋に置く	〈例〉 夕飯のおかずに 文句を言う	〈例〉 ひとりでライターをさわる

Q5 それでも叱るべきときって!?

さまざまな考え方があると思いますが、少なくとも子ども自身や友だち、まわりの人が危険にさらされるようなことは、やはり厳しく叱ってでも制止すべきです。

この章のQ４で登場したペアレントトレーニングでは、子どもの行動を『してほしい行動』『してほしくない行動』『許しがたい行動』の3つに分けるというお話をしました。このうち『許しがたい行動』の中の、緊急性があって生命にかかわる、安全を脅かすようなことについては、やはり何がなんでも制止しないといけない場合も出てくるでしょう。たとえば子どもが車道に向かって走り出そうとしているとき、ベランダから大きく身を乗り出そうとしているとき、鍋の中のぐらぐら沸いたお湯に手を入れようとしているときなどは、「危ないから、やめなさい！」とはっきり叱るべきです。場合によっては、力ずくで子どもの身体を押さえ込む必要もあるかもしれません。

ただ、こうした場面で声を荒げて厳しく叱ったとしても、大人に制止されたことによって危険な行動をやめられたら、やはりほめて締めくくることが大切です。子どもが危険な行動をやめて落ち着いたのを見計らい、抑えていた手を離して、叱った理由を簡潔に説明したうえで「お母さんの言うことを聞けてえらいね」「やめてくれてよかった。ありがとう」などと声をかけます。このとき、「鍋の中に手を入れるのをがまんできてえらかったね」などと具体的すぎる言い方をすると、「鍋」「手を入れる」という言葉に刺激されて、鍋の中に手を入れたい気持ちが再び高まってしまう恐れがあるので注意が必要です。

そして、せっかく危険な行為をやめることができたあとに、「どうしてそんなことするの？危ないってことくらい考えたらわかるでしょ？　だいたいあなたは……」などと長々とお説教したり、「いい加減にしなさい！」と引っ叩いたりすることはせず、気持ちよく終わらせるようにしてくださいね。そのほうがよい習慣が身につきやすくなります。

もちろん、ペアレントトレーニングでいうところの『してほしくない行動』もほめられる行動ではありませんし、緊急性がなく危険が差し迫らなくても『許しがたい行動』もあります。これらを叱る方法については、次の項目でふれたいと思います。

A

本人や周囲の人が危険にさらされる場合は、やはり厳しく叱ってでもやめさせるべきです。

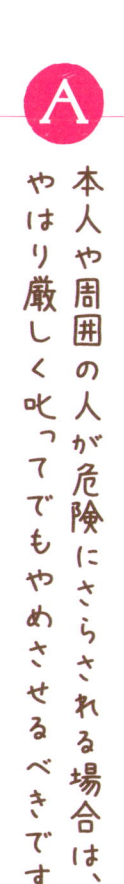

Q6 効果的な叱り方を教えてください

ランドセルを投げっぱなし、脱いだ服を散らかしっぱなし、宿題をせずにゲームしてばかり……。子どもを毎日同じことで叱るとなると、親のほうも腹が立つのは当然です。でも「何度言ったらわかるの?」などと声を荒げて叱っても、子どもはできるようになりません。こうした言葉は親の怒りをあらわすことにしかならず、子どもの能力を伸ばす『ほめること』につながらないし、具体的な指示も与えていないからです。ましてや「○○してはダメ」などと行動を否定するのではなく、「なんて悪い子なの!」「だからダメなんだよ!」などのように人格を全否定する言葉をかけると、子どもの自己肯定感を下げてしまいかねません。

では、何度注意しても忘れてしまう子どもを目の前にして、一体どこをほめるのかという話ですよね。そのままではほめるのが難しいので、効果的な叱り方をご紹介します。叱るという

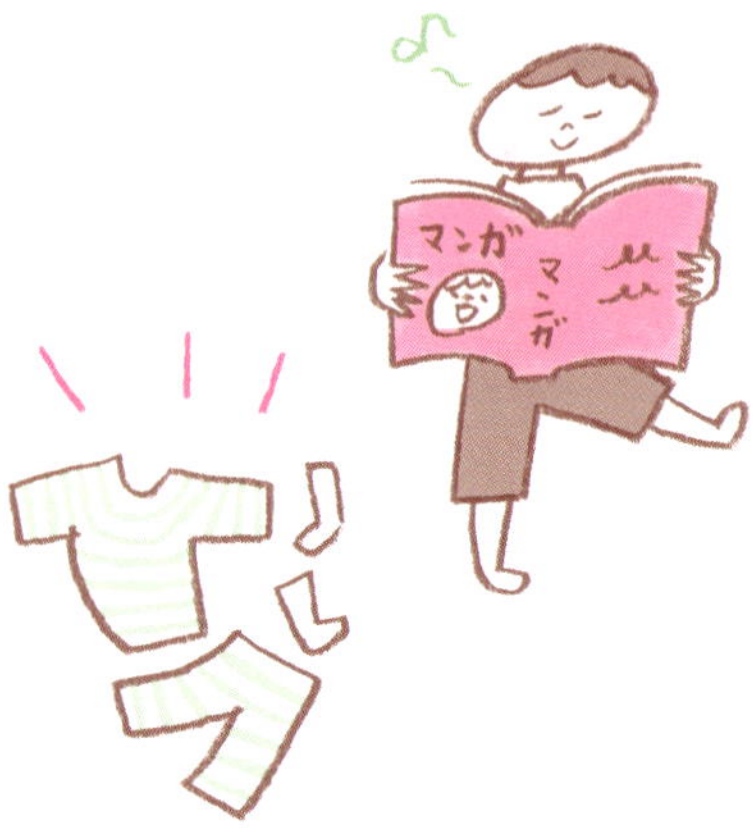

と厳しい言葉をかける、怒鳴る・叩くなどのイメージが強いかもしれませんが、本来の意味である『子どもが取ったよくない行動に対し、子どもにとってうれしくない結果を返すこと』を考えると、もっと効果的な方法が見えてきます。

ステップ1　『してほしくない行動』を無視する

『してほしくない行動』をしているときは指摘せず、無視しておきます。子どもの存在を無視するのではなく、行動だけを無視します。たとえば脱いだ服を散らかしたままの子どもに「明日の書道で墨汁が必要なんだ」などと話しかけられたら、「そうなの？　準備しなくちゃね」と応じてあげてください。『してほしくない行動』を無視するのは、『してほしい行動』に切り替わったときに、すかさず子どもに注目してほめるため。親に注目されるのは子どもにとってうれしいことで、社会的強化子になります。『してほしくない行動』について直接ガミガミ言うのではなく、注目しないというやり方で静かに間接的に叱るのが効果的です。また声を荒げて叱らないのは、いざというときのために、その効果を高く保っておくためにも重要なのです。

〈許しがたい行動の場合〉

たとえば、子どもが兄弟姉妹や友だちと遊んでいるとき、お互いに暴力をふるうことは、緊急性がない程度であっても『許しがたい行動』に入りそうです。その場合は、すぐに介入しましょう。子どもが選びたくなるような提案や選択肢を与えることで、『許しがたい行動』をやめさせ、『してほしい行動（けんかをせずに遊ぶこと）』を選択させることができます。

（a）取り引きをする：「これからふたりともが、お互いに怒鳴ったり叩いたりとかしないでおだやかに遊べたら、おやつにしようね」

（b）選択肢を与える：「怒鳴ったり叩いたりせずにふたりで遊ぶのと、ひとりずつ別々の場所で遊ぶのと、どっちがいいか決めてね」

（a）ではふたりで一緒におやつを食べること、（b）ではふたりで遊ぶことが子どもたちにとってうれしいことであるなら、『してほしい行動』を取ろうとするはずです。

公共の場所で大騒ぎするなど、そのほかの『許しがたい行動』にも同様に対処しましょう。

ステップ2　してほしい行動を指示する

しばらく待ってみても動かなければ、子どもにどんな行動をしてほしいかを指示します。子どもの近くで、きちんと目を合わせて、おだやかだけどはっきりした口調で、具体的な内容を伝えるのがポイントです。「脚立からすぐに降りてね」「脱いだ靴下を洗濯かごに入れてね」など、何をすればよいかが正確にわかるような言い方をします。もちろん、指示に従うことができたら、「えらかったね」「ありがとう」などとほめ言葉をかけます。たとえ「えー、イヤだぁ」「なんで？　面倒くさいんだけど」などとブツブツ言いながらでも、きちんとアクションを起こせたらOK。反抗的な言葉は聞き流しましょう。

親が『許しがたい行動』や『してほしくない行動』を責めず、冷静かつ具体的に『してほしい行動』を指示することで、子どもには行動をやり直して指示に従うチャンスが訪れます。

〈なるべく小分けにして指示を出そう〉

「まだうちの子には難しそう」と思える行動もあるかもしれません。親がそう思っているのにやらせて、失敗したら叱るのでは、子どもを叱るために行動させているようなものです。

そこで役立つのが、ひとつの課題を小さなステップに分解して、少しずつクリアできるように指示を出すという方法です。「明日の登校準備をする」という課題は難しくても、「連絡帳を見て、宿題をする」「教科書やノートをそろえる」「教科書以外に持っていくもの（リコーダー、体操服など）を準備して、ランドセルの横に置く」「担任～保護者間のプリントがないか確認して、連絡袋の中身を入れ替える」などと細かく分ければ、一つひとつが達成しやすくなりますね。そして、ほめる機会が増えるというメリットもあります。

ステップ3　予告する、警告する、責任を取らせる

具体的に指示をしてもダメだったとき、明らかに失敗しそうなときは事前に予告し、もう一度警告して思い出させ、責任を取ることを覚えさせるようにしましょう。

指示に従わないときは、たとえば「服を洗濯かごに入れないと、お母さん洗い忘れるからね」「本読みをやろう。お父さんは早く寝るから、付き合えなくなるよ」など、予告や警告をしながら再度おだやかに指示します。それでも行動を起こさないときは、服を代わりに洗濯機に入れたり、夜遅くまで宿題の本読みに付き合ったりはせず、子どもに責任を取らせます。

また明らかに失敗しそうなとき——たとえばジュースを入れたコップを一度に3つ運ぼうとしていたら、「ひとつずつ持っていきなさいね。コップを運ぶのは難しいから」と予告します。それでも一度に3つ持とうとしていたら、もう一度「ひとつずつだよ。ジュースがこぼれたら飲めなくなるし、片づけも大変だから」と警告します。それなのに3ついっぺんに運ぼうとして、途中でコップを落としたり、コップが傾いてジュースがこぼれたりしたら、子どもに責任を取らせます。ここでは「雑巾を持ってきて拭きなさいね」と床をきれいにさせることやジュースを飲めなくなることが、子どもにとっては好ましくない結果になるでしょう（コップが割れて破片が飛び散った場合は、けがをしないよう片付けを手伝ってあげてくださいね）。子どもに責任を取らせるときは怒りや非難を込めず、くどくど説教したりもせず、終わったら「ちゃんと片付けてくれてありがとう」とほめて締めくくってください。

ちなみに、しつけのスタイルはさまざまですが、指示や警告をするときはご両親の片方だけで行うのがいいと思います。特に核家族の場合、大人全員（ご両親）から叱責されると、子どもが追い詰められてしまうからです。たとえばお母さんが子どもに指示や警告をしたとき、お父さんは「あれ？　お母さんは、なんて言ってたっけ？」とお母さん側をフォローしたり、「お母さんは厳しいなぁ。でもお前も気をつけろよ」と子ども側をフォローしたり、あるいは両者のやりとりには加わらずに見守ったりするのがいいのではないでしょうか。

考えてみれば、大人だってすべきことを必ずしも完璧にできているわけではありません。それなのに、まだ自分の行動をコントロールする力が不十分な子どもたちに完璧であることを期待するのは無茶というもの。子どもによい習慣を定着させることを目標に、「おだやかな声かけで思い出させ、実行させてほめる」という形をできるだけ多くつくることができたらいいと思います。もちろん、大人が社会や家族のルールを守っている姿を示すことも大切ですね。

ここにあげた方法を使えば、子どもの人格を否定するような激しい言葉をぶつけたり、体罰を使ったりすることなく『してほしい行動』を引き出しやすくなるはずです。一度にマスターするのは難しいし、慣れるまでは大変だと思いますが、ぜひ少しずつ挑戦してみてくださいね。

A

十分に待ってから具体的に指示を！
それでもダメなら警告のうえ責任を取らせて。

Q7 叱りすぎるのはよくないの？

しつけのためには厳しく叱るべきと思われがちですが、叱りすぎることによるデメリットはあっても、メリットは何も見当たりません。

そもそも『してほしくない行動』や、危険性が少なく緊急性もないような『許しがたい行動』に対して、声を荒げてまで叱る必要はないといえます。当然ながら叱られる子どもはいい気分がしませんし、叱る親も疲れてしまいます。もしかしたら、子どもに大声で厳しい言葉をぶつけると多大なエネルギーを使っている感じがするため、「思いっきり叱ってやった」という充実感や爽快感が得られるという方もいるかもしれません。でも、もしそのために叱っている面があるのだとしたら、別のストレス発散方法を見つけるべきでしょう。

そして前にも書きましたが、同じ強さの罰では効果が薄れていくので、叱責の度合いは少しずつエスカレートしがちです。すると、子どもの心を傷つけ、親子の基本的信頼関係を壊したり、子どもの自己肯定感を下げたりしてしまう恐れもあります。しつけやルールの習得が、基本的信頼感や自己肯定感を土台にしていることを考えれば、強く叱りすぎることは子どもの心を育てることに逆行する行為だといえますね。

さらに親からの言葉による攻撃は、身体的虐待を受けるよりも悪影響が大きいというデータが出ています（※1）。また最近の研究で、言葉による攻撃は子どもの脳に影響を残すらしいことがわかってきました。子どものころに（a）親から言葉による攻撃を受けた人、（b）親から言葉による攻撃を受けなかった人を青年期になってから比較したところ、（a）の約半数が気分障害（うつ病など）の既往があり、脳を比べると左の上側頭回《じょうそくとうかい》のウェルニッケ野《や》（感覚性言語野：相手の言葉を理解することに関与）の灰白質《かいはくしつ》が約14％大きかったそうです（※2）。大きいほうが脳の働きがよいのではなく、普通は発達段階で行われる不必要な細胞の数を減らす過程（神経の刈り込み）が遅れたり、うまくいっていなかったりするのではと考察されています。

こうした研究はまだ始まったばかりですが、青年期・成人期になっても脳への悪影響が残るとわかっているのですから、「子どもへの暴力はともかく、言葉で厳しく叱るぐらいは大丈夫だろう」という考え方は危険だと考えたほうがよさそうです。

A

叱りすぎは、心を育てることに逆行する行為。決してよいことではありません。

※1　Teicher MH et al. Am J Psychiatry. 2006; 163(6): p993-1000.
※2　Tomoda A et al. Neuroimage. 2011; 54(Suppl 1): S280-S286.

Q8 体罰って絶対にダメ？

言葉の暴力だけでなく、身体的な暴力・体罰も子どもに対して行うべきではありません。特に物で殴る、髪を引っ張る、腕をぐいっと捻りあげる、揺さぶるといった行為や痕が残るほどの体罰（虐待）は絶対にしないでください（※1）。もっと効果的に叱る方法があるからというのも理由ですが、そのほかにも以下のような理由があります。

1：体罰はエスカレートしやすいため

初めのうちは子どもが体罰にショックを受けるので、しつけの効果があるように思えますが、言葉による罰と同じように慣れてしまうので、長い目で見ると効果は薄れていきます。そのためエスカレートしてしまいがちです。体罰がエスカレートすれば、子どもは心に傷を負うだけでなく、健康や生命さえも脅かされることになります。

2：子どもの『生きる力』を奪うため

体力的に大人と対等ではない子どもにとって、大人からの体罰は脅威となります。怒られないことを最優先の目標として反射的に言動を選択するようになるため、子ども自身が最善の方法をじっくり考えて選ぶことができなくなってしまいます。結果的に、子どもは本来持っている『生きる力』を思い切り発揮できない状態に陥るわけです。

また自己評価が低下したり、うつになったりしやすく、学校の成績が悪くなることも指摘されています（※2）。最近の研究では、（a）子どものころに3年以上に渡って年12回以上の頻度で、物で殴られるような強い体罰を受けた人、（b）体罰を受けていない人の脳画像を青年期になって比較したところ、（a）では右内側前頭前野《みぎないそくぜんとうぜんや》や左背外側前頭前野《ひだりはいがいそくぜんとうぜんや》と呼ばれる部位などの灰白質が小さく、左背外側前頭前野が小さいほど知能検査の動作性IQが低かったと報告されています（※3）。前頭前野は認知機能や社会性と関連が深いので、幼少期に体罰を受けることで前頭前野の発達に遅れや乱れが生じ、こうした変化が子どもの状況判断や社会性の弱さにつながり、さらに体罰が生じやすくなるという悪循環ができてしまっているかもしれません。

3：暴力の連鎖につながるため

親からの体罰は、「場合によっては暴力をふるってもいい」というメッセージを子どもに伝えることにもなります（※4）。体罰を受けて育った子どもは、大人になっても怒りの感情を持ち続けるため、将来の恋人や結婚相手、子どもなどに暴力をふるう確率が高くなります（※5）。

実際、診察室で特にお父さんから「僕自身も親に殴られて育ちましたから、もちろん自分の子どもにも体罰を使いますよ」と言われることがあります。体罰を受けて育つと、体罰を容認するようになるケースは少なくないように思います。

このようなケースは、主に次の2タイプに分けることができそうです。まず前述のお父さんのように、体罰はよかったと感じているタイプです。その人の子ども時代には「殴ってでも厳しくしつけるのがよい」という意見が主流だったかもしれませんし、たしかにその人は暴力によるしつけを受けてもうまく成長することができたかもしれません。でも、それはとてもラッキーだっただけです。その人が偶然とても強靱な精神力を持っていたか、ご両親が殴るしつけ以外のところで上手に愛情を伝えてくれていたのかもしれませんね。もうひとつは、体罰がとてもつらかったにもかかわらず、容認するというタイプ。「ほかのしつけ方は知らないし、体罰に頼るしかないかな」という、やや消極的な動機によって体罰を容認します。

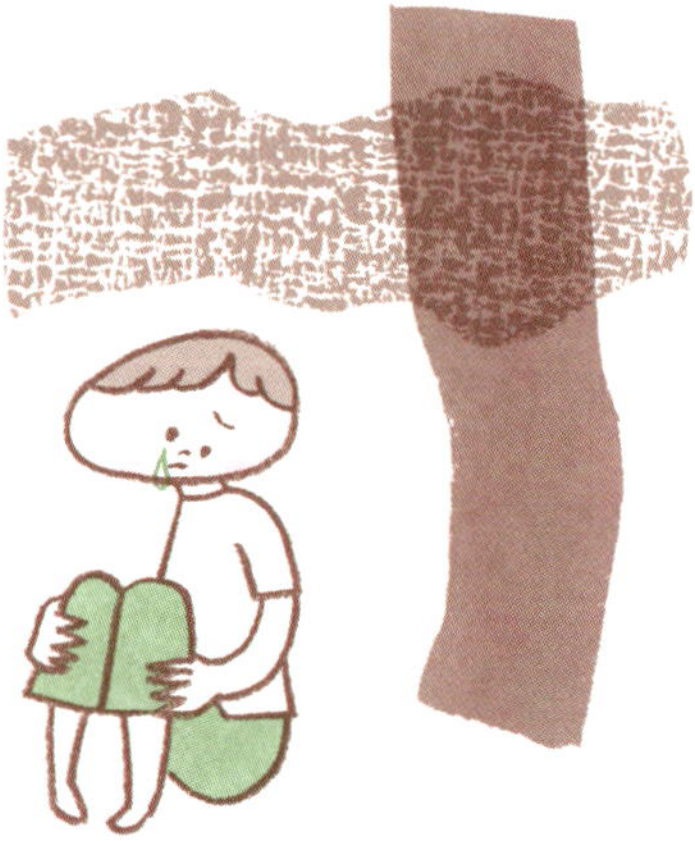

体罰を受けた経験の有無や、体罰を容認するしないにかかわらず、カッとして子どもを叩いてしまうケースもあるかもしれません。その場合、64ページからの認知行動療法の考え方を読

んでみてください。

いずれにせよ体罰が子どもの心や脳の成長に悪い影響を及ぼし、その影響が青年期以降にも持続するというデータが蓄積されてきた今、やはり暴力や体罰によるしつけに頼らず、ほめるしつけを活用することが大切です。子どもの未来のためにも、決して手をあげることがないようお願いしたいと思います。

A

体罰は危険なうえ、大人になってもその悪影響が持続するので絶対ダメ！

※1　Banks JB et al. Am Fam Physician. 2002; 66（8）: p1447-1452.
※2　McCord J et al. Pediatrics. 1996; 98（4 Pt 2）: p832-834.
※3　Straus MA et al. Pediatrics. 1996; 98（4 Pt 2）: p837-842.
※4　Straus MA et al. Arch Pediatr Adolesc Med. 1997; 151（8）: p761-767.
※5　Tomoda A et al. Neuroimage. 2009; 47（Suppl 2）: T66–T71.

どうしても怒ってしまう、冷静になれないというご両親へ

「子どもの言動にどうしても怒ってしまう」「冷静になるコツを知りたい」という方に、ぜひ知っていただきたい考え方があります。それは認知行動療法と呼ばれるものです。認知行動療法は心理療法のひとつで、うつや不安の改善、治療後の再発予防によく使われていますが、じつは日常的に誰でも活用することができる考え方なのです。

私たちは誰でも、そのときの状況とか身のまわりで起こる出来事とか、まわりの人とのかかわりなど、外からの刺激を受けながら生活しています。そして外からの刺激を受けると、それを受けとめて、なんらかのリアクションを起こします。この「刺激を受けとめてリアクション（反応）を起こす」という過程をよく観察すると、次の４つの要素があり、お互いに影響し合っていることがわかります。これを認知行動療法の基本モデルと呼びます。

①認知：どんなことを考えるか
②気分：どんな気持ちになるか
③身体反応：身体にはどんな変化が起きるか
④行動：どんな行動をするか

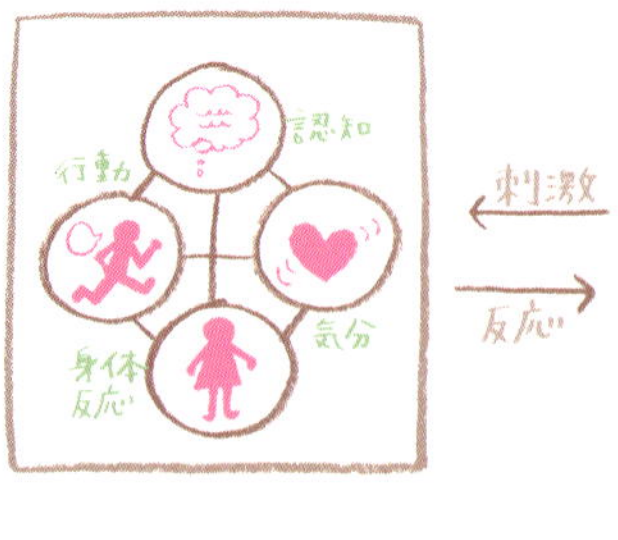

たとえば「子どもがうそをついた」「子どもの支度が遅い」という刺激があったとします。すると親は「うそをついてごまかす気？　親をバカにして！」とか「どうしてのろのろするの？」と考え（①認知）、イライラして（②気分）、頬が上気したり肩に力が入ったりし（③身体反応）、「うそつくのもいい加減にしなさい！」と子どもを怒鳴りつけたり、「早くしなさい！」と子どものそばで何度も追い立てたり（④行動）してしまうことがあります。

すると親の言動が子どもにとっての刺激となるので、それに対して子どものほうも認知・気分・身体反応・行動と、連携を介して反応を返してくるわけです。

こう考えてみると、次のふたつのことが見えてきます。

1：子どもの行動（反応）は親の行動（反応）を変えることによって変えられる可能性がある

2：親の行動は、認知・気分・身体反応を変えることで変化させることができる

たとえば親がリラックスしていれば、子どもに対しても冷静にかかわりやすくなります（気分→行動）。また親が息抜きの時間をつくることで、リラックスしやすくなります（行動→気分）。朝の支度が遅い子どもに対して、「この子は朝が苦手だから、やるべきことをサッと思いつけないのかも」と考えれば、

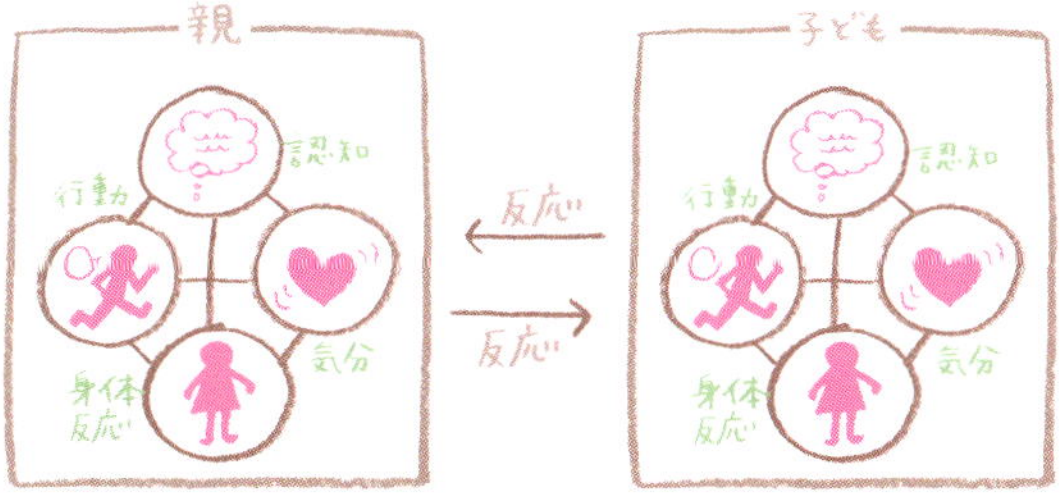

子どもの行動を観察しながら「食べ終わったら歯磨きね」「もう歯磨きしたの？　早いなぁ！　じゃ制服を着よう」と指示して、ほめる機会も増やせそうです（認知→行動）。また「のんびり屋だけど、素直な子」という親バカなくらいの目線で見ることができればイライラしにくくなります（認知→気分・行動）。すると当然ですが、子どもの反応も違ってくるというわけです。

でも、なかなかそんなふうに考えられないこともあるでしょう。そんなときは認知行動療法の考え方をふまえたうえで、次の2ステップでコーピング行動（対処方法）を試してみましょう。

ステップ1　自分がイラ立つ刺激を把握

まずはご自身が、子どものどんな行動にイライラしたり腹が立ったりしやすいか（刺激→気分）を把握しておきましょう。たとえば、なかなか宿題に取りかからない子どもを見ると腹が立つ場合、そのとき自分はどんなことを考え、身体にはどんな変化があるか、自分自身をよく観察してみます。すると、たとえば「また今日も先延ばし？」と思ったり（認知）、眉間にしわが寄ったりする（身体反応）などの変化に気づくと思います。

ステップ2　前もって決めておいたコーピング行動を取る

実際にステップ1のような変化があらわれたとき、前もって決めておいたコーピング行動（対処方法）を実行します。自分に合うと思うものならなんでもいいのですが、ゆっくり5回深呼吸をする、ストレッチをする、鼻歌をうたう、植木に水をやる、お気に入りのアメを舐める、「子どもばかり見ない」と小声で自分に言い聞かせるなど、いつでもすぐに実行できることがいいと思います。大切なのは「こうしよう」というコーピング行動だけでなく、「子どものこういう行動に対して、自分はこうなりやすいから、こう対処をしよう」と刺激（子どもの行動）と認知、気分、身体反応、コーピング行動までをセットで意識して、心の準備を整えておくことです。そうすると確実にコーピング行動を実行でき、気分の変化をうながすことができるはずです。（行動→気分）。そうして落ち着いたら、「もしも夕食までに宿題をやり始めたら、すぐに子どもをほめよう」などと自分のプランを確認するといいと思います。

このように、認知行動療法の基本モデルを使えば、コーピング行動を使って自分の言動を変化させるコツが見えやすくなってきます。もちろん初めから簡単にはいかないと思いますが、練習すれば必ず上達するので、ぜひ根気よく試してみてくださいね。親の行動が変わると子どもの行動が変わりやすくなり、心の子育ても順調に進みやすくなります。すると子育て自体が楽になるので親がリラックスしやすくなり、さらに余裕を持って子どもに対応できるようになる……というよい循環が生まれてくるはずです。

もちろん、ときにはイライラして、子どもに感情をぶつけてしまうこともあるかもしれません。そんなとき「やっぱり私の子育てはダメだ」と考えると、気分が落ち込んで自己嫌悪に陥りがちです。認知行動療法の基本モデルで考えると、これも認知による気分のネガティブな変化とみることができますね。ですから「まだ練習中なんだし、イライラを抑えきれないときもある。今回のことは謝っておこう」と認知を切り替え、お子さんに「イライラして言いすぎちゃった。ごめんね」と伝えてあげれば、お子さんも安心するでしょうし、きっと関係修復もしやすくなるはずです。

認知行動療法をきちんと活用してもうまくいかないときは、もしかしたらストレスがかかりすぎていて、子どもとの関係の中で認知や気分を切り替えるだけでは間に合わないのかもしれません。診察室でも、配偶者や両親との関係、借金などのお金の問題、ご自身やご家族の健康問題などが話題になることがあります。もしも思い当たることがあれば、その問題を解決するための作戦を先に立てていくのもいいと思います。

第3章
ふだんの生活

Q1 テレビを見せるのはよくない？

子どもの娯楽や遊びの中で、テレビは何かと悪者あつかいされがちですが、テレビの視聴そのものが害になるという根拠はありません。子どもとテレビの関係については、特にアメリカで積極的に調査されているようですが、就学前の子どもに年齢に応じた教育的な番組を見せることは有益で（※1）、たとえばアメリカの有名な教育番組『セサミストリート』を見ている3～5歳の子どもたちは、見ていない子どもたちよりも語彙が多いという報告もあります（※2）。

ただし2歳までの子どもは、映像を見るよりも実際に体験したほうが物事を理解しやすく、あまり早くからテレビを見せると認知機能の発達が悪くなるともいわれています（※1）。また、子どもがどんな番組を見ているかを親が知らなかったり、どんな番組を見せるかをコントロールしていなかったり、半数以上の親が子どもだけでテレビを見させているという調査結果については懸念されています（※3）。テレビによる悪影響を防ぎ、子どもにメディアとの付き合い方を教えるためにも、なるべく親子で一緒に見るようにするのがよさそうです。

ちなみにアメリカ小児科学会は、次のように提言しています（※4、5）。

- 子どもたちが見る番組を親も一緒に選びましょう
- 子どもたちと一緒にテレビを見て、内容について話し合いましょう
- 子どもたちに分別のあるテレビの見方を教えましょう
- テレビの視聴時間を1日1～2時間に絞り、だらだらと見ないようにしましょう
- 大人がメディアとの付き合い方の見本を子どもたちに示しましょう
- テレビを見る以外にすることの選択肢をきちんと伝えましょう
- 子どもたちの寝室にはテレビを置かないようにしましょう
- テレビを『子守マシーン』として使わないようにしましょう

日本でのテレビをめぐる議論についてもふれておきます。2004年4月に日本小児科学会（子どもの生活環境改善委員会）が、テレビ視聴時に親のかかわりが少なく、1日4時間以上見ている子どもでは、意味のある言葉の出始めが遅れるリスクが2・7倍高く、さらに言語理解・社会性・運動能力にも遅れがあったなどの調査結果を発表しました（※6）。これを受けて、同年7月には日本小児神経学会が「言葉の遅れや自閉症が、テレビやビデオ視聴のせいだとする十分な科学的根拠はない」との緊急声明を発表しています（※7）。これは「子どもにテレビを見せると発達が遅れるのでは？」「テレビが発達障害の原因になるのでは？」などの不安が広がることを懸念したためです。

つまりテレビそのものが悪いというよりも、受動的にテレビを視聴する時間が長くなりすぎて、そのほかの経験（さまざまな運動、外遊び、絵本の読み聞かせや積み木などの遊び、親や友だちとのコミュニケーションなど）を積む時間が削られてしまうと、子どもの心身の発達への影響も起こりかねないというのが実際のところなのではないでしょうか。テレビやデジタルコンテンツの便利さ・手軽さに流されず、大人が適度にコントロールしながら、親子で一緒に子どもにとって役立つような楽しみ方ができたらいいですよね。

A

有意義な楽しみ方ができるよう、内容と時間をコントロールすればOK。

※1 Heather L et al. The Future of Children. 2008; 18（1）: p39-61.
※2 Bar-on M et al. Arch Dis Child. 2000; 83（4）: p289-292.
※3 Strasburger V et al. Pediatr Ann. 2010; 39（9）: p538-540.
※4 American Academy of Pediatrics Committee on Communications. Pediatrics. 1995; 96（4 Pt 1）: p786-787.
※5 American Academy of Pediatrics Committee on Public Education. Pediatrics. 1999; 104（2 Pt 1）: p341-343.
※6 日本小児科学会子どもの生活環境改善委員会「乳幼児のテレビ・ビデオ長時間視聴は危険です」（2004）
※7 第46回日本小児神経学会総会 公開シンポジウム「子どもにおよぼすメディアの影響」（2004）

Q2 親の話をきちんと聞かせたい！

まず、子どもには聞く力がまだ十分に備わっていません。それぞれ年齢の違う子どもに「あとで話の内容について質問するからしっかり聞くように」と指示して短い物語を聞かせた研究では、当然ですが年齢が上がるほど内容をよく理解できていて（4～6歳＜7～9歳＜10～12歳）（※1）、話を聞くときの脳の活動を調べると年齢が上がるにつれて大人と同じように左脳で集中して情報処理するようになってきていたと報告されています（※2）。

特に子どもが小さい時期には、脳の働きという面からみても大人と同じようには話を聞けないものだと意識しておくと、不必要に叱らなくてすみますね。そして子どもは話を聞く力が弱いのですから、きちんと伝えたいと思ったら、以下のように親のほうがいろいろと工夫してみたほうがよさそうです。

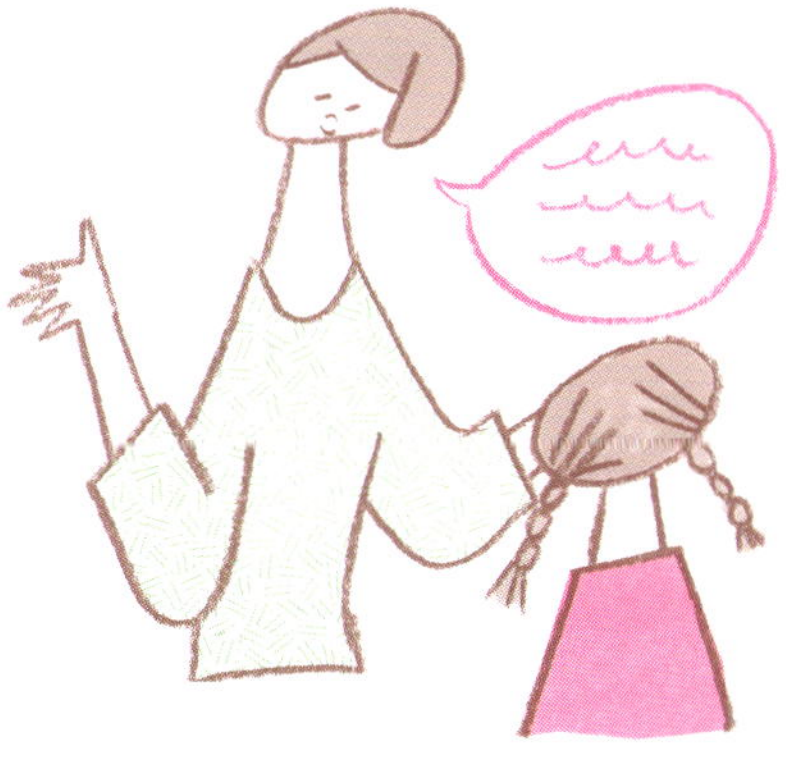

1：話を聞きたいと思われる存在になる

大人だってネガティブな発言が多い人とは、距離を置きたくなりますよね。子どもだって同じです。親だからといって養っているからといって、自分の子どもに何を言ってもいいわけではありません。いつも小言ばかり言ったり、暗い話しかしなかったり、日常生活のグチや悪口（特に子どもにとって大切な父親や母親、祖父母の悪口など）を並べていたりすると、子どもだって話を聞きたくなくなります。『親と話す＝面倒くさい』といった関係にならないよう、日頃から楽しい会話を持つようにしましょう。

でも、子どものために面白おかしい話を考える必要はありません。子どもにとっては、親が自分の話を一生懸命聞いてくれることのほうがもっと重要です。そんな親の姿から、子どもは人の話を聞く大切さを学び、さらに親の話を聞けるようになるという面もあります。

2：話を聞きやすい環境を整える

話を聞きやすい環境が整うと、より伝わりやすくなります。ざわざわしていない静かな場所を選ぶ、テレビや音楽がついていたら消すようにします。

3：聞きやすい話し方をする

子どものそばに行って視線を合わせ（親が子どもに合わせてかがむと視線が合いやすいです

ね）、一度にたくさんのことを伝えようとせず、できればポイントをひとつに絞って簡潔に話してみてください。そのほうが子どもの記憶に残りやすく、集中力も持続するはずです。また、話を始める前に「これから大事なことを話すから、ちゃんと聞いてね」と注意をひいてから、ゆっくりはっきり大きめの声で話すといった工夫も効果的だと思います。

このほか、ふだんのコミュニケーションも大切です。親が子どもを見ていて気づいたよい点を話して、ほめてあげるのもいいと思います。「お母さんもお父さんも、基本的には自分をいい子だと思ってくれている。認めてくれている」という安心感があれば、たとえ耳の痛い話でも聞き入れやすくなるはずです。

A

「話を聞きたい」と思わせる親になろう！環境を整え、話し方を工夫するのも効果的。

※1　Berl MM et al. Brain Lang. 2010; 114(2): p115-125.
※2　Scott K et al. Int J Audiol. 2007; 46(9): p533-551.

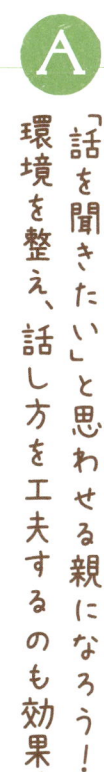

Q3 子どもの要求は、どこまで聞くべき？

おもちゃがほしい、料理や工作に挑戦したい、習いごとや塾に通いたい、友だちと遊園地に行きたい、お小遣いを上げてほしい……、子どもの要求は際限なくありますよね。

いちいち取り合っていたらきりがないともいえますが、子どもが自分の希望を言葉で主張できるのはよろこぶべきことでもあります。「これがほしい」「これをしたい」という意志を持ち、それを人に伝えることは、自立のために不可欠な要素だからです。

でも、もちろんすべての要求をかなえるわけにはいきません。では、どうするのがいいでしょうか？　子どもが望んでいる内容にもよりますが、およそ次のような3つのステップで子どもと話ができたらいいのではないかと思います。

ステップ1　子どもの要求を受けとめる

まず、子どもが何を望んでいるのかを聞いて受けとめます。明らかによくないことを主張してきても、反射的に「ええっ!?　そんなの絶対ダメ！」と断り捨てず、いったんは「へぇ、そうなんだ」と肯定も否定もせずに返します。内容にかかわらず、親が子どもに「あなたが自分の考えを話すことを歓迎しているよ」と伝えることが、よいコミュニケーションにつながるからです。親もよいと思える要求は、受け入れたらいいでしょう。ただし、よいとは思えないもの、よいとは思うけど実現が難しそうなものには即答せずに2と3も聞いてみてください。

ステップ2　なぜ要求しているのかを聞く

それをしたいと望んだ背景は、子どもに聞いてみないとわかりません。そこで「どうして、そうしたいの？」と聞きましょう。子どもが言葉につまっても、うまく説明できなくても、じっくり待って根気よく話を聞きます。「やりたいんだから、やりたいのっ！」などと大声をあげて押し切ろうとしても、何度か同じ質問をして話し始めるのを待ちます。子どもの話を十分に聞かないうちに「でも、お母さんは……」などと割って入らず、子どもが少し話すごとに「それで？」などとやさしく相づちを打ち、何度も掘り下げて話を聞きます。

ステップ3　メリットとデメリットと対応策を聞く

次に望みがかなうことで、どんなよい点（メリット）と悪い点（デメリット）がありそうか、悪い点にはどう対処するか（対応策）を聞いてみてください。たとえば塾に通いたいなら、メリットは勉強しやすいこと、デメリットは忙しくなることなどが考えられます。「塾に通うと、遊ぶ時間が少なくなるかもね。そのときはどうする？」といったデメリットと対処法を話し合

 っておけば、うまくいかなかったときでも子どもが主体的に責任を受けとめやすくなります。また必要に応じて親のアイデアを加え、一緒に結論を出すのもいいのではないでしょうか。

もちろん、おもちゃなどの物を次々とほしがるときは、際限なく受け入れるわけにはいきません。ほしいという気持ちだけを受けとめ、「なんでも次々には買えないし、今は買わないよ。次の誕生日プレゼントにする？」などと伝えます。お店の中で駄々をこねたり叫び声をあげたりしても、言い争ったり大声に屈したりせず、淡々と、でも有無を言わさず通り過ぎることが大切です。

あれこれと物をほしがるときには、ほめられる・認められるなどの社会的欲求が満たされないために、物質的に心を満たそうとしていることもあるので、一緒に楽しい時間を過ごすようにするなどの工夫をしていくのもいいと思います。

A

即座に否定するのではなくて、3ステップで子どもと話し合おう。

Q4 こだわりが強くて大変です

こだわりとは、ひとつのことに強い思い入れを持ったり、執着したりすることです。ひとことで「こだわりが強い」といっても、決まった対象のみに興味を示す、手順に固執する、自分にも相手にも完璧を求める、服装や髪型などに執着するなど、タイプはさまざま。子どものこだわりに親が疲れることもありますが、こだわりを持つことは必ずしも悪いことではなく、子どもの将来をうまく切り拓いてくれることもあります。ただ、こだわりが強すぎると、ほかのことに振り向ける余裕や時間がなくなる恐れもあるので、対応策を考えてみましょう。

〈決まった対象のみにこだわる場合〉

「これが好き！」と強い興味や関心を持てる遊びや趣味、物などがあるのは幸せなことで、将来の進路選択に役立つかもしれないというよい面もあります。ただ思い入れが強いだけに、こだわりを禁じたりけなしたりすると、子どもは自分を否定されたように感じ、親子の信頼関係がこじれる恐れがあるので要注意。本人の意思を尊重し、こだわりを追求する時間を保障したうえで、少しずつ興味の対象を広げていけるよう、根気よく働きかけていけたらいいですね。

〈手順やルールにこだわる場合〉

いつもの手順どおりに物事を進めようとしたり、ルールを厳格に当てはめようとしたり、毎回忘れずに儀式的な手続きを踏もうとしたりするケースは、そうしないと不安を感じるからという理由が多いようです。そのため無理にこだわりをやめさせたり、突然ふだんと違う行動をさせたりすると混乱してしまうことがあります。ですから、いつもと違う行動パターンを取るときは事前に予告しておくのが効果的です。たとえば「これから雨が降る予報だから、自転車ではなく車で行こう。そうすると、いつも寄る本屋さんの前を通らないから、今日発売のマンガはショッピングモールの本屋さんで買おうね」などと予定の変更と代替案を事前に知らせてあげれば、不安や混乱を軽減することができそうです。特に不安が強そうなときには、メモに書いて渡してあげるとより伝わりやすいですし、何度も見て確認できるので安心しやすいと思います。

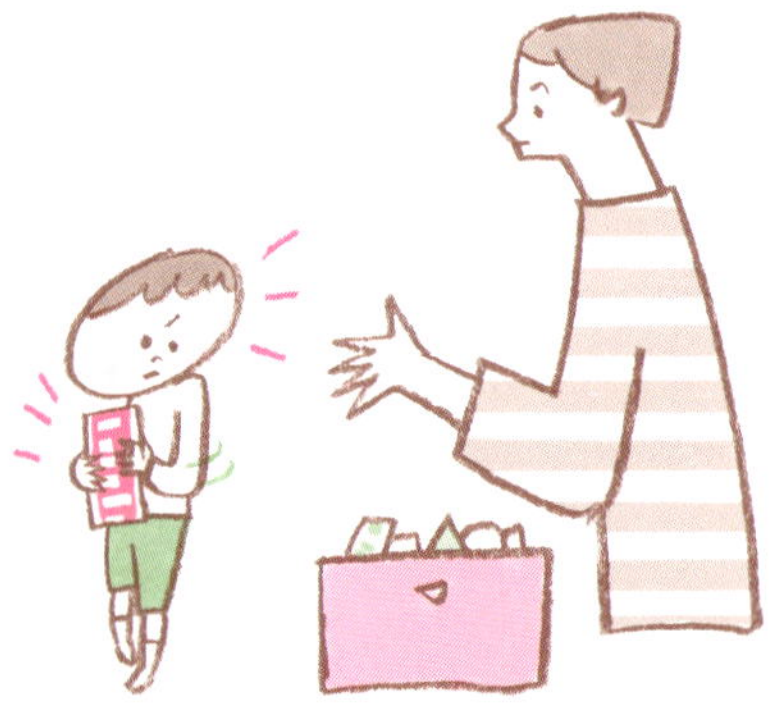

〈外見や服装へこだわる場合〉

どこへ行くときにも帽子をかぶる、いつも全身を黒一色でコーディネートする、髪形が気に入らないと何十分でも鏡の前にいる、同じシャツしか着ないので毎日洗濯して乾かさないといけないなどの場合です。こうしたケースでは、自信のなさから周囲に注目されたくない・目立ちたくない・変だと思われたくない、服の組み合わせを考えるのが苦手、完璧主義、皮膚感覚の敏感さのために特定の生地の服しか心地よく感じられないなどの理由が考えられます。たかが見た目や感覚の問題と思えても、本人はゆずれない思いでいることに理解を示しつつ、少しずつ選択肢を増やしてあげてくださいね。

こだわりの理由がわかれば、対処法も考えやすくなります。まずは子どもの様子をしっかり観察して、行動を改めさせるというより、その思いを尊重して安心感が得られたところで少しずつ選択の幅を広げていくことを目標にかかわってみるとよいかもしれません。それでも解決が難しく、日常生活に差し支えるようであれば、相談機関や医療機関（第5章Q3参照）の利用も検討してみてくださいね。

A こだわり自体を否定することなく、少しずつ選択の幅を広げていくべし。

Q5 いつも行動が遅いのは、どうしたら？

子どもの行動が遅いと、親はイライラしがちです。でも、その感情を子どもにぶつけても行動が早くなるどころか、むしろパニックに陥って遅くなるかもしれません。まずは行動を遅くさせる要素のうちのどこに難しさを抱えているのかを観察して、対処法を考えてみてください。

要素1 次にやるべきことがわからない

目に入る場所に、やるべきことを順に書いた紙を貼っておく（できればイラスト入り）

要素2 やるべきことへの取りかかりが遅い

声かけやアラームで時間だということを知らせる

要素3 やり始めるものの行動自体に時間がかかる

減らせる負荷は減らす、困っている部分はサポートするなど

要素4 作業自体は速くできるけど集中できない

取り組む場所や時間帯など、集中しやすい環境を整える

要素5 次の行動への切り替えが苦手

環境を整える、動機づけを高める工夫をする（強化子の利用など）

このように観察によって原因を推測して対処し、早く行動できたときは見逃さずにほめてあげられると、習慣としても身につきやすくなりますね。

ちなみに4～6歳の子どもとお母さんを、（a）特定の遊びを1日10分・週5日続ける親子、（b）決められた遊びをしない親子に分け、3か月後に心理検査をするという研究では、（a）の子どものほうが『脳の処理速度』や『ワーキングメモリ（後で使う情報を一時的に記憶すること：たとえば「歯磨きをしたら着替える」と覚えておく）』などの認知機能が優れていたそうです[※1]。この研究では「親子で交互に顔まねをする」「ふたつの絵を見比べて間違い探しをする」「早口言葉を言う」などの前頭葉を活性化させる遊びが具体的に指示されていますが、親子で頭を使う遊びをすることが子どもの行動を早めることにつながる可能性はありそうです。

また特定の行動だけが遅いケースは、子どものモチベーションの低さや予測されるストレスが影響していることもあるので、根本原因を見つけてあげたほうがいいかもしれません。

A

観察によってつまずきの原因を探り、子どもに合った対処法を考えましょう！

※1　Tachibana Y et al. PLoS One. 2012; 7(7): e38238.

Q6 苦手なことが多い気がします

まだ発達の途上にある子どもたちには、できないことや不十分にしかできないことがあって、少しずつ上達しながら大人になっていきます。発達には一定の順序があり、心・身体・知能がお互いに影響し合いながら段階的に進んでいくのが一般的です。でも、すべての能力が横一列に並んで伸びるわけではなく、全体的に発達の早い子もいれば遅い子もいるし、個人の中でもAの能力は早く伸びてBの能力はゆっくり育つということもあります。こうした能力の伸び具合により、そのときどきで得意と苦手が生じるものです。

それでも「苦手なことが多い」と思うことがあるかもしれません。発達の早さには個人差があるので、正常と異常の線引きは難しいのですが、子ども自身が苦痛に思うほどなら心配です。

かといって、子どもが苦手なことをがんばるには、多大なエネルギーが必要になります。

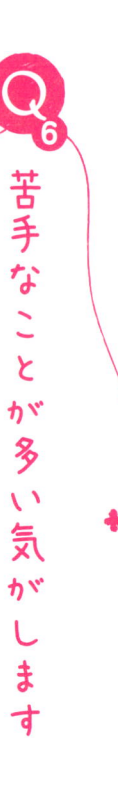

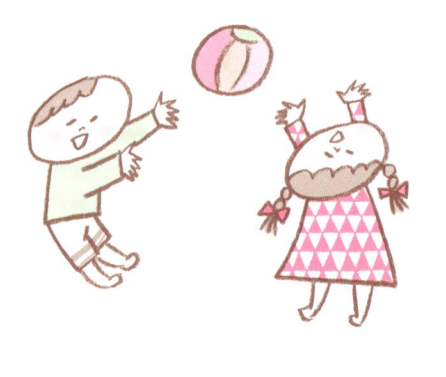

そこで知っておきたいのが『感覚統合《かんかくとうごう》』の考え方です。ふだん私たちは、外から入ってくる情報を『五感《ごかん》（視覚・聴覚・嗅覚・味覚・触覚）』で感じ、身体の筋肉の力加減や関節の曲がり具合を感じる『固有覚《こゆうかく》』、身体の揺れや傾き、速度などを感じる『前庭覚《ぜんていかく》』などの感覚を受け取りながら、適切な反応や動作をしています。こうした感覚と動作の調節の難しさが苦手としてあらわれることがあるのです。ですから何か苦手なことがある場合、どの部分が苦手なのかを知って、感覚統合をうながす遊びを取り入れることで乗り越えやすくなるかもしれません。

たとえば球技なら、動くボールを目で追うことが苦手（前庭覚）なのか、ボールの軌道に合わせて身体を移動させることが苦手（固有覚）なのか、ボールが身体に当たることが怖い（触覚）のかなどと考えることができます。どの部分が苦手かによってブランコなどの前庭覚を使う遊び、アスレチックなどの固有覚を使う遊び、身体にブラシなどを押し当てるような触覚を楽しむ遊びなどを取り入れてもいいかもしれません。また、ゆっくり動く風船を投げ合う、ボールを転がし合う、柔らかいボールを投げるなど、段階的に取り組む工夫もできそうです。

そのほか漢字をうまく書けないなど、子どもの不器用さが心配な場合もあります。指先に入れる力の調節が難しい（固有覚）、文字の形が頭に残りにくい（視覚）、視線を的確に動かすことが苦手（前庭覚）なのかもしれません。もしそうなら同様に、固有覚や前庭覚を使う遊びをしたり、手を使う遊びをしたり、背中に書かれた文字を当てるゲームで視覚に頼らずに文字の形をつかむ練習をしたりするのもいいかもしれません。

A

さまざまな苦手さをやわらげるために感覚統合をうながす遊びを取り入れてみて。

そして人ごみが苦手な子もいます。他人と身体が接触するのが苦手（触覚）なのかもしれないし、大勢の人の話し声が嫌（聴覚）なのかもしれません。学校の活動なら、人数や接触の程度など、本人の苦手さに応じた配慮をお願いできます。また本人の関心が高い場所（たとえば恐竜展など）なら対象に集中しやすく、感覚刺激によるダメージが少なくてすむ場合もあるので、場所を選びながら徐々に自信をつけていくこともできそうです。

いずれの例も「がんばればできるでしょ？」と言いたくなりますが、感覚の鋭さ・鈍さは個人差が大きいので、努力だけでは乗り越えづらいことがあります。次ページの表を参考にしつつ、興味のある方は感覚統合療法に基づいた遊びを紹介している本を読んでみてくださいね。

そして「苦手なことがある＝ダメな子」と本人の自己肯定感が傷つかないように配慮することも必要です。苦手なことがあっても、その子の得意なこともあるはずです。得意なことに対する自信が、苦手なことに取り組む原動力になることもあります。得意なことに注目して認めてあげることで、自己肯定感を保てるようサポートしてあげるといいのではないでしょうか。

<感覚統合をうながす遊びの例>

感覚の偏りについては、ある感覚について敏感すぎる・鈍感すぎる・たくさんの刺激を得たがる（希求）の主に3タイプがあります。感覚統合の考え方では、五感のうちの視覚・聴覚・触覚と固有覚、前庭覚が重要とされるので、この5つの感覚について偏りのタイプの例と各感覚のバランスを整えるのに効果的と思われる遊びや対処法の例を簡単にまとめてみました。

感覚	特性の例（敏感・鈍感・希求）	遊びや運動の例と[対処法]など
視覚	敏感：まぶしいライトや明暗の差などに過敏に反応 鈍感：室内の模様替えや街のディスプレイの変更など、ふだんとの違いに気づけない 希求：テレビ・携帯電話などの画面をずっと見ていたがる	迷路遊び　型はめ遊び ジグソーパズル　ブロック 転がるおもちゃを視線だけで追う 点つなぎ遊び 間違い探し [サングラスの使用]
聴覚	敏感：大きな音や突然の音が苦手 鈍感：話しかけられても気づきにくく反応しない 希求：騒がしい場所が好き、音楽やテレビを大音量で視聴	似た言葉（カニ・ワニ）を聞き分ける遊び 絵本の読み聞かせ なぞなぞ遊び（口頭で出題） [耳栓・イヤーマフなどの使用] [話は短く簡潔に、繰り返し伝える] [ジェスチャーなど、視覚的ヒントの活用]
触覚	敏感：予告なくふれられると興奮する、特定の感触（ベトベト、チクチクなど）が苦手 鈍感：けがをしても痛みをあまり感じない、身を守るために触覚刺激を活かすのが苦手 希求：なんでもさわりまくる、水遊びや泥遊びなどを続けたがる	スポンジやブラシで身体をこする/身体に押し当てる 背中に書いた数字や文字を当てるゲーム 料理（パンをこねるなど） 水遊び・泥遊び フィンガーペインティング 手探りゲーム
固有覚	敏感：動作がぎこちない、身体を動かす/動かされるのが苦手 鈍感：姿勢が悪さや不器用さがみられやすい 希求：物や人に突進するなどの乱暴と思われがちな行動をとる	手押し相撲　腕相撲　綱引き アスレチック　ぶら下がり運動 重い物を運ぶ　水の移し替え遊び
前庭覚	敏感：激しい揺れや動きが苦手、乗り物に酔いやすい 鈍感：転んでけがをしやすい 希求：回転や揺れの激しい遊びを好む	ブランコや回転イスで動きながら玉入れ すべり台　スクーターボード マットの上を転がる　トランポリン

Q7 宿題をきちんとやらせるには？

特に義務教育期間中の宿題には、主にふたつの目的があると思います。ひとつは家庭で学習する習慣を身につけること。予習・復習によって学校で習った内容を定着させるだけでなく、高校や大学、社会に出てから難しいことを学ぶときに、必要なことを自分で習得していきやすくなるというメリットもあると思います。

宿題のもうひとつの目的は、社会的な約束を守る練習をすることではないでしょうか。社会に出れば、書類を期日までに仕上げるなど、自分のモチベーションの程度にかかわらず責任を持って約束を実行すべきときがあります。先生に指示された課題を持ち帰って家庭でやり、忘れずに提出するという流れは、自分の責任を果たす練習として役立つのではないかと思うのです。そう考えると、子どもが宿題をやりたがらない場合には、いくつのパターンに分けてかかわることができそうです。

〈宿題の必要性が理解できない場合〉

勉強が得意な子どもが、宿題があることがわかっていて、課題をこなす学力も集中力もあるのに「宿題なんてやらなくても楽勝」とやりたがらないことがあります。確かに予習・復習としての宿題は、その子にとって不要かもしれません。でも先生との約束を果たすという意味では、やはり宿題をやって提出すべきです。この意義を、就学して間もない時期から子どもに伝えていくことが大事なのかもしれません。家庭では、面倒くさいと思う子どもの気持ちに共感しながらやり遂げるよう励まし、終わったときに一緒によろこべるといいですね。

〈宿題があることを忘れている場合〉

小学生なら連絡帳、中学生ならノートなどに宿題の内容をメモしてくるよう伝えます。担任の先生から指導してもらってもいいかもしれません。子どもと一緒に完了した宿題に印をつけたりしながら、「今日も全部できたね」とほめて終わるかたちを続けていけたらいいと思います。また、せっかくやり終えた宿題を提出し忘れる子もいるようです。ご両親から先生に「提出しないようであれば、本人に声をかけてください」と伝えるなど、学校と家庭で連携をはかって提出までをサポートし、達成感が得られるようにするのもいいのではないでしょうか。

あるときから急に宿題をメモしなくなったとしたら、やりたくないからあえて書かなくなった可能性もあります。それには、もしかしたら次の項目が関係しているのかもしれません。

〈宿題をやり遂げられない場合〉

宿題が出ていることはわかっているのに、いつまでもやろうとしなかったり、取りかかっても途中で進まなくなったり、すごく時間がかかってしまったり、場合によっては終わらせることができなかったりすることがあります。これには主に2つの原因がありそうです。

① 集中することが困難

家に帰って宿題をしようとすると、ほかのことが気になって集中できない子どもがいます。家の中は子どもにとって慣れ親しんだ過ごしやすい環境ですが、それだけに本棚には大好きなマンガが並んでいたり、面白そうなテレビ番組を録画したことを思い出したり……、宿題から心を逸らすのに十分なほど魅力的な刺激がいっぱいあるものです。

少しでも集中しやすい環境を整えることが重要なので、宿題をする場所を選び、必要なら耳栓や衝立などを利用するといいと思います。ストップウオッチでやり終えるまでの時間を計ってみる、タイマーを使って区切られた時間ごとに集中するという手もあります。十分に環境を整えても集中できないようであれば、担任の先生に家での状況を伝えて、「学校では集中して授業を聞けているでしょうか?」などと相談してみるのもいいかもしれません。

② 宿題を解くことが困難

宿題を始めるものの、難しくて解き方や答えが思い浮かばず、考えているうちに気持ちが逸れてしまうこともあります。それなりに集中できていて真剣に取り組んでいるのに終わらない宿題がある場合は、担任の先生に相談してみたほうがいいかもしれません。「一生懸命取り組んでいましたが、終わりませんでした。学校での学習はどうでしょうか」などと問い合わせれば、なまけていないことが先生に伝わるでしょうし、子どもが学校で勉強するときの様子を教えてもらうこともできます。先生の方針次第ですが、宿題の内容や量を調節してもらえたという話を聞いたことがあります。また必要に応じて、学校や家庭でサポートしたり、塾などの学習支援を利用したりすることで苦手を効率よくカバーできるかもしれません。

大切なことは、宿題を提出すること自体ではありません。だから親が代わりに解く、問題を解かずに答えを丸写しすることは、子どもの役には立ちません。そして、なんの説明もなく「集中してやりなさい！」と叱っても、やはり子どもは宿題をできるようにはならないでしょう。「できないのには、きっと理由があるはずだ」と信じて観察してあげること、学校と連携を取って子どもを支援する体制をつくることで、うまく応援することができそうです。

A

宿題をきちんとやれない理由を見つけて、上手にサポートしてあげましょう。

Q8 習いごとをがんばらせたい！

運動や音楽、外国語などの習いごとは、新しいことを吸収しやすい子どものうちから取り組んでおくと、将来的に役に立つ場面が多くありそうです。それぞれの技術の習得はもちろん、仲間で協力し合うことや礼儀を学んだり、体力や精神力を鍛えたり、余暇の楽しみ方を覚えたりしていくことにもなります。学校以外の集団で学ぶという経験も有意義なことです。

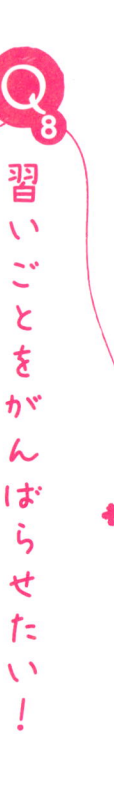

だからこそ、つい「子どもにいろいろな経験をさせたい」「今のうちに身につけたほうがいい」などという親心が湧きあがるものですが、親の理想を押しつけると、子どもの心身に大きな負担となるかもしれません。子ども自身が希望する習いごとや、親がいいと思う習いごと（本人が嫌がらなければ）をさせるのはいいですが、生活に支障が出ない程度にするのがいいと思います。何よりも、習いごとは子どもの義務ではないことを忘れないでくださいね。

習いごとが負担になっていると思われるお子さんにお会いしていると、ご両親が「自分が習いたいと言ったのだから、あきらめずに続けてほしいんです」と話されることがあります。たしかに途中で投げ出すよりも、長く続けていけたほうがいいでしょう。でも成長するにつれて、学校の環境や学習内容、部活などの大変さも変わっていきます。それによって、子どもの心身の状態も変わります。本人が続けたいと思っていたとしても、続けることが難しいときがあるのも不思議ではありません。それに自分が「やりたい」と言って始めたことを「やめたい」と思い直した時点で、なんらかの困難が生じているはずです。その困難さが、実際に習いごとをやめるほどのものかどうかは、子ども自身にしかわかりません。

仮に途中で習いごとをやめることになったとしても、それまでに身につけたことや経験がむだになってしまうわけではありません。「がんばって続けなさい」と親が結論を出すよりも、「習いごとをやめたい」という本人の要求について一緒に考えてみたほうがいいと思います。子どもの意見を中心に、どうしてやめたいのか（困難なことは何か）、やめたらどんなメリットとデメリットがあるのかを話し合いましょう（第３章Ｑ３参照）。そのうえで子どもが感じている困難さをやわらげる工夫ができるなら、習いごとを続けられるかもしれません。そしてやめることになっても、「やめるのは残念だろうけど、よく結論が出せたね」とか「よくがんばって続けてきたね」とほめたり、ねぎらったりする言葉をかけてあげられたらいいと思います。

A

習いごとは子どもの義務ではありません。あまり無理をさせすぎないで！

Q9 元気がないときの励まし方って⁉

子どもが元気に過ごしていると安心ですが、ときには落ち込んだ姿を見せることがあるかもしれません。そんなときには、なんとか元気づけてやれたら……と思うものです。

理由がわからない場合は、親が気にかけていると伝えるために「なんだか元気がないね」と声をかけてみましょう。それで話をしてくれたらラッキー！　身体も視線もしっかり子どものほうへ向けて「うん、うん」と相づちを打ったり、「それで悲しい気持ちになったんだね」などと共感を示したりしながら傾聴します。特に親のアドバイスなどはなくても、話を聞いてもらえるだけで安心する子どもが多いものです（第1章Q2参照）。

聞いてみても話さないようなら、あまり食い下がらず「元気がなくて心配だから、話せることがあったら教えてね」などと聞く用意があることを伝えて待ってみましょう。子どもにしてみれば、気持ちを表現することが難しいのかもしれないし、気分が沈む理由を自覚できないのかもしれないし、小さな出来事がいろいろと重なった結果かもしれないからです。

また落ち込んでいる子どもを見ていると、もどかしい気持ちから発破をかけてやりたくなりますが、言葉かけには注意が必要です。「もう少しがんばってみたら？」「やればできるんだから」とがんばりをうながすような声かけに対して、自信があって気分が乗っているときならば「よし、やってみるか」と応じられるかもしれません。でも、落ち込みのために自己肯定感が低くなっているときは、素直に受け取れないことが多いものです。「もうこれ以上はがんばれない。どうせ無理」「やってみたけどできないんだ……。自分はダメな奴だから」など、励ますためにかけた言葉をネガティブに受け取って、余計に自信をなくしてしまったりします。

自己肯定感を回復させるには、やはりほめられたり、ねぎらわれたりすることが有効です。子どもが自信を失って、やる気が不足しているように見えるときには、さらにがんばる方向で励ますのは避け、これまでの努力をねぎらったり、がんばろうとしてきた姿勢をほめたり、結果ではなく努力のプロセスを認めたりするような声かけをしていきましょう。「いつもよくがんばってるね」「大変なことなのに、粘り強く取り組んでるね」「前と比べて、こんなにできるようになったよね」とできているところに注目して肯定的な言葉をかけてあげることで、結果的に「もう少しがんばってみよう」という子どもの意欲が湧きあがってきやすくなります。

A

安易に発破をかけるのは控えて。ほめてねぎらうことのほうが大切です。

COLUMN 3

自分が受けた教育を肯定したい心理のこと

「子どもの宿題は、間違いがなくなるまで直させてから提出させています。私自身も親に言われて泣きながら直しましたから……」。

こんなふうに自分自身が子ども時代に苦しんだことを、自分の子どもに対して同じようにしてしまうことは意外と多いものです。

誰でも子ども時代は一度しかありませんから、親の子育てをお手本にするのは自然なこと。それに自分が子どもを持ってみると、「親もよかれと思って、こうしてくれていたのだろう」と肯定的に受け取れるようになることもあります。また親の育て方を否定することは、今の自分を否定することにつながるという気持ちもあるかもしれません。そして子ども時代の苦しかった記憶を持っていると心の健康を損ねてしまいかねないので、「苦しんだなりに、意味のあることだったんだ」とポジティブな記憶に置き換えることも人間の心の適応的な反応といえます。

でも、本当は親だって間違えたり失敗したりすることもあります。そして当時は最善といわれた子育て方法でも、時代や環境が変わった現在に当てはめると、合わない部分が出てくることも。また心理学や教育学などによる研究が進んだ結果、よりよい子育ての方法が明らかになることもあります。

自分が育てられた方法と、子どもの育て方を変えることは、親や自分自身を否定することにはなりません。少なくとも一度は「自分はこう育てられた」という経験の枠をはずして、改めて「わが子をどう育てたいか」を考えてみるのも大事なことではないでしょうか。

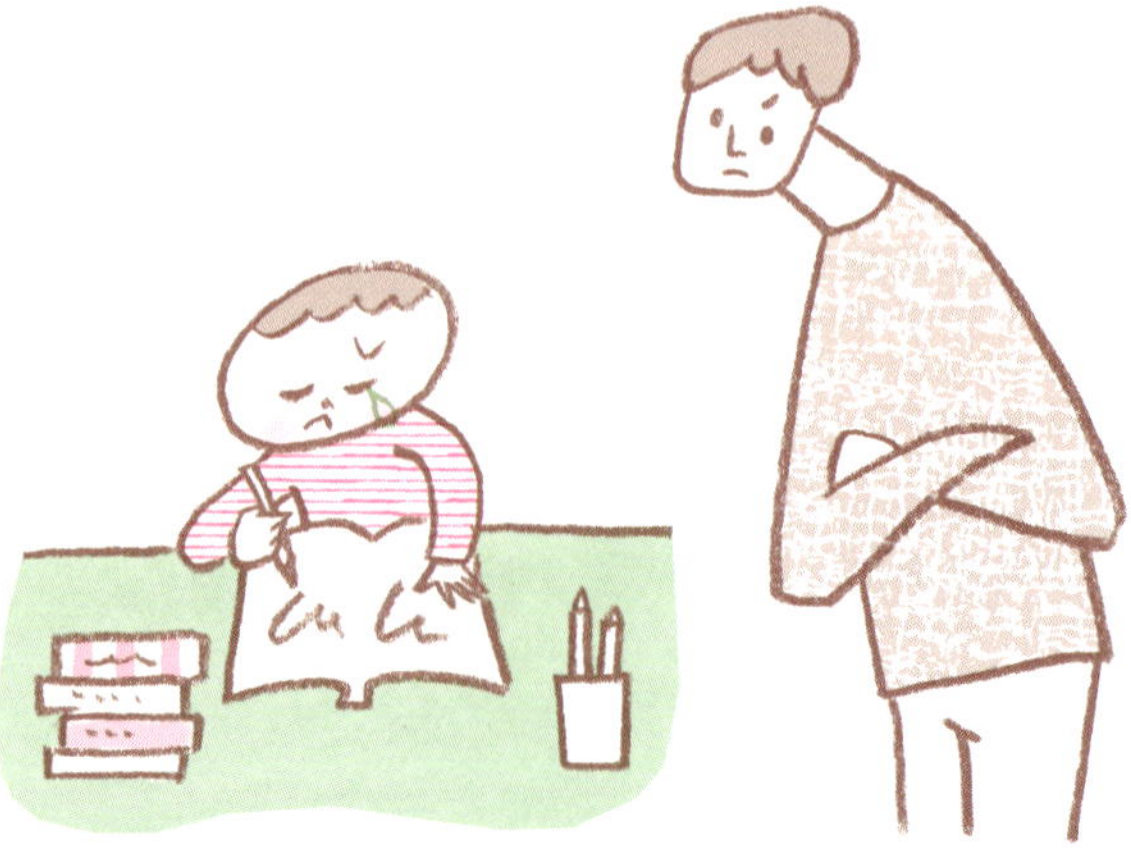

第4章
ちょっとしたトラブル

Q1 言葉が遅れていて心配です

子どもの言葉がなかなか出ない、単語ばかりで2語文・3語文に発展しないなど、言葉の遅れを心配しているご両親と話していると、「男の子だから多少遅くても大丈夫と言われました」「周囲から〝言葉かけが足りないのでは〟と言われます」など、すでにさまざまな助言を受けられていることもあります。実際のところ、どう考えたらよいのでしょう。

まず、乳幼児発達検査で言葉の能力について評価するとき、男女の評価基準に違いは設けられていません。つまり男児でも女児でも共通の指標を使って、現在の言葉の発達がおよそ何歳何か月程度であるかなどということを判断します。医学論文を検索しても、男児のほうが女児よりも言葉の発達が遅いとするデータは見当たらず、最近イランで600人の子どもを対象に行われた言語発達の研究では言葉の発達の遅れと性別には関連がなかったと報告されています(※1)。日本で開発された津守式《つもりしき》乳幼児期発達検査でも、3〜7歳を対象に検査法を作成する過程で半年ごとに男女の言語発達の得点を比較したところ、4歳時のみ男児が女児より有意に優れていた(3歳、3歳半、4歳半〜6歳半では男女差なし)とやはり男児の言葉の発達の遅さは認められていません(※2)。ですから「男の子だから遅くても大丈夫」と安心するだけの根拠は、じつはないのです。遠城寺式《えんじょうじしき》乳幼児分析的発達検査では、2歳0か月~2歳2か月の子どもの85・7%で2語文(ワンワン来た、あっち行くなど)が見られるとあります(※3)。2歳半頃、遅くとも3歳までには言葉の遅れが気になることがあるかもしれません。

ただ、その時点で言葉が遅れている場合でも、親やまわりの大人からの声かけが不十分だとは限りません。個人差の範囲内で、子どもの言葉の発達がゆっくりということもあります。ご両親が「私の話しかけ方が足りなかったせいだ」と自分を責め、子どもに向かって必死で語りかけたり、無理に子どもをしゃべらせようとプレッシャーをかけたりするよりも、リラックスした雰囲気で表情豊かにかかわったり、子どもの生活リズムを整えたり、親子で一緒に身体を動かして遊んだりするほうがスムーズな言葉の発達につながりやすいようです。

ご両親が心配で落ち着かないのであれば、まずはご自身が安心するために、そして効果的なかかわり方のコツを教わるために、保健センターなどへ相談に行くのもおすすめです。

A

安心しすぎず、心配しすぎず、気になることは相談してみましょう。

※1　Soleimani A et al. J Inj Violence Res. 2012; 4(3 Suppl 1). pii: Paper No. 85.
※2　津守真ほか：乳幼児精神発達診断法—3才~7才まで. 大日本図書 1965; p19-20.
※3　遠城寺宗徳：遠城寺式・乳幼児分析的発達検査法 解説書 改訂新装版. 慶應義塾大学出版会(2009)

Q2 うちの子、心が弱いかもしれません

発表会や運動会の練習などでプレッシャーを感じることがあると、頭痛や腹痛などの身体症状があらわれたり、チックが出たり（第1章Q5参照）、泣き出して身動きが取れなくなったりするケースがあります。すると、親としては、うちの子は心が弱いのではないかと心配になって「もっと心を強く持ってがんばりなさい」「そのくらいのことで体調をくずしてどうするの」などと叱咤激励したくなってしまうかもしれません。

心が強い・弱いというのは抽象的な話で、実際には心の強さを測定することはできませんが、こうした子どもたちは負荷がかかってつらい状態でも投げ出さずに取り組み続けるという意味で、むしろ心が強いといえます。すでに精一杯がんばっていて、それでも思うようにいかないという状況のときにも弱音も吐かず逃げ出しもせずがんばり続けた結果、そのストレスがさまざまな症状として噴出してしまうのです。言い方を変えれば、適当にすませたり、要領よくサボったり、自分のつらさを誰かにアピールしたりするのは苦手ということかもしれません。

子どもが本来の力を発揮できるようにするには、やはり自己肯定感を回復させることが最優先。責めたり発破をかけたりするのではなく、ほめることによる報酬で意欲を高め、新しいこ

とを身につける力の向上を目指すほうが効果的なはずです。（第2章Q2参照）。

具体的には、その子なりの限界までがんばってきたことを認めて十分にねぎらい、少しゆっくり休むようにうながします。人前で失敗したくないという思いから緊張感が強い場合には、担任の先生に家でできることはないか相談してみてもいいと思います。実際、診察室でお母さんから「先生に合唱曲の音源や運動会のダンスの動画を貸してもらって家で練習できたので、親子ともに安心しました」などと聞くこともあります。園や学校の先生方は忙しいはずですが、がんばりたいという子どもの気持ちに応えるために一肌脱いでくださる方もたくさんいらっしゃるはずです。ぜひ「ダメもと」くらいの気持ちで、先生に声をかけてみてもらいたいなと思います。

子どもに無理な負担を強いるのではなく、大人がサポートすることで子どもの安心感を保ちながら、のびのびと力を発揮できるようにしてあげられるといいですね。その成功体験や達成感もまた、子どもの自己肯定感を育ててくれるはずです。

A 限界までがんばったことをねぎらい、自己肯定感の回復を手助けして。

Q3 友だちの輪に入れません

園や学校だけでなく、たとえば親子で公園に行ったり、複数の家族で海水浴やキャンプに出かけたりしたときなど、その場へ行くこと自体はわりと楽しみにしているのに、いざ行ってみるとほかの子どもや大人と交流しない子がいます。そのこと自体で何か揉めごとが起こるわけではないかもしれませんが、親としては「せっかくの機会だから、みんなの輪の中に入っていけばいいのに」と、もどかしく感じてしまいそうです。そして、まわりの人から「いつまでも親がべったりで、甘やかしているからじゃないの?」とか「ふだんからいろんな人と交流させせないとダメでしょ?」などと言われて、嫌な思いをすることもあるかもしれませんね。

対応策は子どもの状況によって違いますが、たとえば以下のようなことが考えられます。

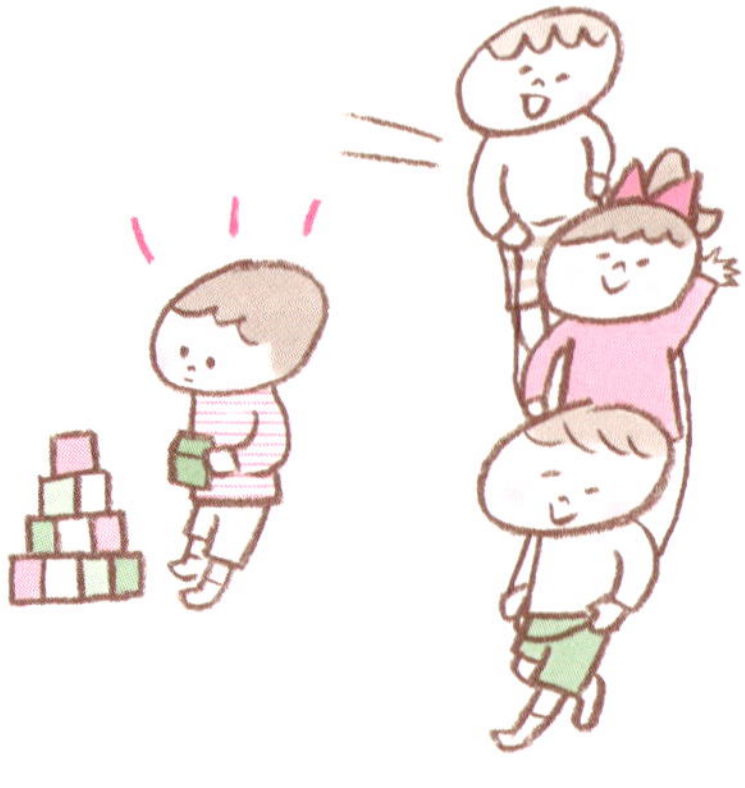

〈親と離れられない場合〉

親と一緒であれば他人がいる場所や初めて行く場所で活動できるということは、親子の基本的信頼関係はある程度できていると考えられます。でも、その信頼関係による安心感を自分の中にしっかり取り込めていないので、親から離れると不安にかられてしまうのかもしれません。そんな子どもの心の成長をうながすには、子どものペースを尊重することが大切です（第1章Q2参照）。まずは親子で一緒に、ほかの親子や子どもたちと時間を共有するようにしてみて、みんなと一緒に過ごせていることをほめる言葉かけを積み重ねます。そして子どもが慣れてきたら、親が少しだけ距離をあけてみる、一瞬その場を離れて戻ってみるなど、少しずつフェードアウトしていけば、自然に親と離れてほかの人と一緒に過ごせるようになってくるはずです。社交の芽生えのほんの小さな変化であっても見逃さず、「今日はこんなこともできるようになったね」などと、こまめに伝えてあげることも大切です。

〈そのときの活動が苦手な場合〉

特定の活動をするときだけ集団から離れる場合は、その活動自体が苦手なのかもしれません。運動や感覚の苦手さがある場合は無理強いしてもすぐに克服できるものではありませんが、ふだんから子どもの特性に合わせた感覚統合をうながす遊びを取り入れて苦手を薄れやすくさせたり、家で練習して慣れさせたりすることは可能です（第3章Q6参照）。また、たとえばドッジボールが苦手なら外野や審判で参加させてもらう、粘土遊びの手ざわりが苦手なら粘土ベラやめん棒などの道具を使って遊ぶ、においが苦手なら換気や座る位置に配慮してもらうようお願いするなど、さまざまな工夫や対処法を考えていくこともできそうです。

〈大勢で集まるのが苦手な場合〉

たくさんの子どもが発するざわざわした声、突然の大声や甲高い声などの聴覚刺激が苦手、他人と身体が接する接触刺激が苦手といった場合もあります（第3章Q6参照）。たとえば集団の端や後方で参加する、苦痛や疲労がたまったら集団を離れて小休憩を取ってもよいといった約束をさせてもらうなどの工夫で、参加へのハードルが下がることもあるでしょう。

〈マイペースな場合〉

子ども同士のかかわりを積極的に求めない子は、自分から集団に入らないことがあります。ほかの子どもへの関心が薄いため、どんな遊びをしているか気づいていなかったり、まわりが何をしていても自分がしたい活動がほかにあってマイペースを貫いていたりします。学校の授業中はともかく、自由時間や休日なら多くの子どもたちが外に出て遊ぶとしても、絵を描いたり読書をしたりと自分の好きなことをして過ごしてよいはずです。でも親の目からみると、学校で浮いてしまうのではと心配になるかもしれません。もしもみんなの遊びに気づいていないようなら「○○遊び、一緒にやったら？」などと声をかけてみてください。それを知って同じ遊びに入りたそうであれば、「〝私も入れて〟って言ってごらん」と教えてあげるといいでしょう。それでも自分のしたいことをするようであれば、本人の意思を尊重しつつ、参加できそうな機会を見つけて、さりげなく根気よく声をかけるのがいいと思います。

そのほか家族だけなら話せるのに、ほかの人がいる場所では話せないという子もいます。この状態は『選択性緘黙《せんたくせいかんもく》』と呼ばれ、原因ははっきりとわかっていないのですが、過去の対人関係上のつらい体験などから家族以外の人との距離の取り方や自己表現の仕方に難しさを抱えた状態と考えられます。しゃべるよう急かしたり叱ったりはせず、子どもの緘黙状態を受け入れてあげてください。そして、しゃべらなくてもみんなと活動できていることなど、緘黙という症状以外の元気で健康な部分に目を向けます。子どもが少し自信を持てたり、リラックスできたりしてくると、徐々に人前で話をする準備が整ってくることが多いようです。

A

集団参加は無理強いせずに少しずつ。感覚特性にも目を向けましょう。

Q4 親に対して、よくうそをつきます

「子どもがうそばかりつくんです」と受診される方は、意外と多いものです。その背景を探ってみると、親をだまそうとしているのではなく、うそをついてでもごまかさないと怒られるから、やむを得ずうそをついていることが多いように思います。そして親にうそを指摘されると、素直に認める子もいますが、ますます怒られることを恐れて素直に認めて謝れない子もいます。子どもにしてみれば、「親に嫌われたくない」とか「うそをつくことでしか自分を守れない」などという思いがあるのかもしれませんね。

ですから、子どもがうそをついているように思えても、最初から問い詰めたり責めたりしないようにしたいものです。たとえば子どもが「今日は宿題ないよ」「この消しゴムは友だちからもらった」と言ったとき、「本当は宿題あるでしょ?」とか「盗ったの? 正直に言いなさい」などと責めないでください。うそでなかった場合は特に、子どもが傷つきます。その代わりに「宿題がなくてラッキーだったな。でも宿題をする習慣は大事だから、お父さんから先生に『毎日出してください』ってお願いしておこう」とか「友だちに何かお返しをしないとね。今度、お母さんからもお礼を言うね」と話すなど、子どもを信じる姿勢を示しながら、その場しのぎ

のうそをついても、発言には責任が生じるということを伝えられたらいいと思います。

そして本当のことを打ち明けた場合は、たとえ子どもがとても腹立たしいことをしたとしても、「正直に話してくれてうれしい」と伝えることが大切です。そうすれば、うそをつく回数は少しずつ減っていくはず。過ぎたことは仕方ないので、長く責め続けることはせず、これからどうすればよいかを一緒に考えてみるのもいいと思います。また注目を集めるためにうそをつくこともあるので、ふだんから子どものよいところを見つけて注目してほめることも、うその予防につながります。

そのほか、幼児期は空想と現実の区別が曖昧で、自分の願望をまるで真実のように語ることがあります。こうした場合には、うそに対する教育的指導を考える必要はないでしょう。たとえば、子どもにおもちゃを片付けるよう伝えたときに「これはね、さっきまでここでドラゴンが遊んでたんだよ」などと話したとしても、「そうだったら面白いね。……じゃあ片付けようね」などと受けてあげましょう。

A

疑ったり責めたりするのではなく、素直に話しやすい環境をつくって。

Q5 反抗ばかりするときは、どうしたら？

一般的に、子どもたちは発達の過程で、大きな反抗期を二度通過することが知られています。

第一次反抗期は、運動や言語の力が急速に発達する幼児期（2〜4歳）です。自信も高まってきて「自分はこうしたい」「自分の力でやりたい」という思いから、親の言うことや注意を聞かなくなります。なんでも自分のやりたいようにやろうとしてがんこになり、何に対しても「イヤ」と言ってみるのが特徴です。だから『イヤイヤ期』などと呼ばれたりもします。

第二次反抗期は、思春期に訪れます。思春期とは中途半端な時期で、体型や体力も大人並みに成長し、判断力や行動力も備わってきているのに、社会的には自立できていない半人前としてあつかわれます。そのため親や教師や社会に対して不満を感じ、反発するようになるのです。理想と現実、独立と依存といったギャップや葛藤に悩む時期ならではの反抗といえます。

そう考えると、第一次反抗期も第二次反抗期も、自発性や主体性を身につけるという面で重要な意味を持っています。「反抗期は成長に必要なもの」と割り切ると少し前向きな気持ちになれるかもしれませんが、それでも親にとっては非常にストレスフルなことでしょう。そして、子どもたちは反抗期にしか反抗しないわけではありません。親が何かを指示してもへりくつや口答えを返す、注意するとすねるといった反抗は、あらゆる年齢で起こることです。

何歳であったとしても、へりくつや口答え、すねた態度などは『ペアレントトレーニング』で分けた3つのタイプの中で『してほしくない行動』に当てはまるため、無視するのが鉄則です。たとえば洗濯物をたたむように伝えたときに、「イヤ。絶対にイヤ」「なんで、やらなきゃいけないの？」「今いろいろ忙しいし」などと言い返してきても、口答えの内容には反応しません。そうして、ただ黙って無視するのではなく「洗濯物をたたんでね」「洗濯物、たたんで」とひたすら言い続けます。これは『ブロークン レコード テクニック』という技法で、傷のあるレコードをかけると針が跳んで何度も同じフレーズが演奏されるのと同じように、何度も同じ言葉を言い続けることで子どものへりくつや口答えを無視するというもの。決してイライラや怒りを込めず、お子さんのそばで最初に声をかけたときと同じように静かでおだやかな口調でひたすら繰り返します。もちろん子どもが根負けしてアクションを起こしたら、すかさずほめてあげてくださいね。

また思春期の場合は、子どもの中の独立的な部分とタッグを組むことがキーポイントです。思春期には、

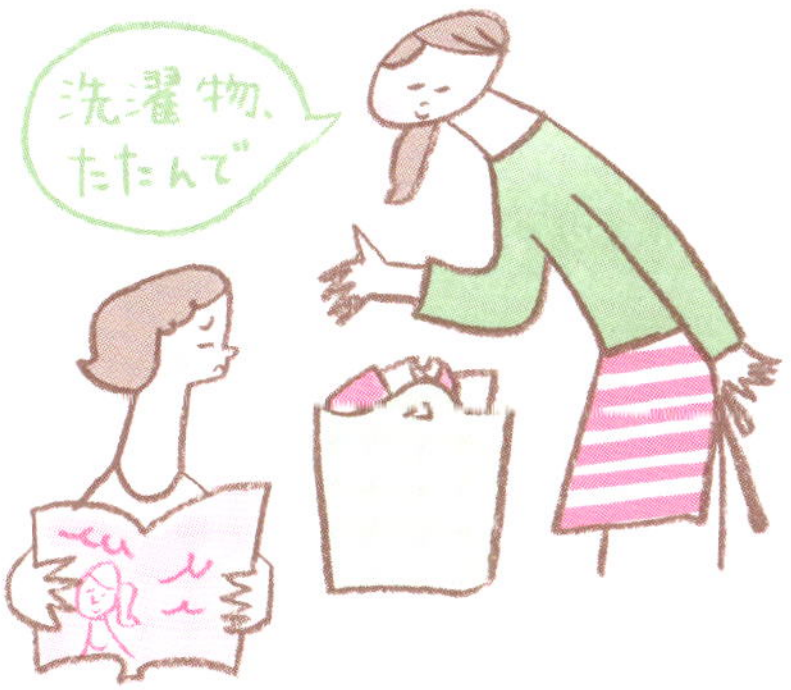

社会や親、学校の先生に反発しますが、子どもが本当に戦っている相手は、まだ大人になりきれていない自分自身かもしれません。思春期の子どもの中の依存的な部分が反抗する（甘える）のと同時に、じつは子どもの中の独立的な部分が、自分の依存的な部分に「もっと大人になれよ」と働きかけているとイメージしてみてください。

そう考えると、親にできることは反抗的な子どもと本気になってケンカをすることではなく、「あなたが成長して大人に近づいていることは認めているよ。だから、子どもっぽい反抗をする未熟な部分を自分でコントロールできるようになると信じているよ」と伝えることではないでしょうか。こうした親からのサポートを、子どもの中の依存的な部分は突っぱねようとしてくるに違いありませんが、根気よく一貫して伝え続けてあげられたらいいですね。

A 反抗的な言動に惑わされることなく、『ブロークンレコードテクニック』を！

Q6 門限を守らせる方法ってあるでしょうか？

子どもがひとりで出かけるようになると、何度言っても門限を破って心配させられることもあるでしょう。小学校低学年くらいなら、わざとではなく遊びに夢中になって時間を忘れることもあります。ただ何歳であっても起床や就寝などの時間を守れている子どもなら、親から『時間を守って行動することの大切さ』を伝えることが有効です。感情的にならず、時間どおりに帰らないといけない理由を説明したうえで、門限を守ることを約束させます。

そのためには、なぜ門限を守らなくてはならないかを子どもに説明できるよう、親自身があらかじめ考えをまとめておく必要があります。むやみに「親の言うことを聞くのが当たり前！」と言うのでは、子ども自身が納得して実行するのは難しいでしょう。また、親がただ抑え込んで従わせるだけだと、自分で考えて言動をコントロールする力が身につきません。

門限を守らなくてはいけない理由は、たとえば以下のようなことがあげられます。

①防犯・安全・非行防止の観点から

帰宅時間がわかっていると、事故や事件などにあったときに早く気づいて対処できるし、門限を守る子だと周囲に知られていることで悪いことに巻き込まれるリスクが減ります。

② 本人と家族の生活リズムへの影響があるから

帰宅が遅くなることで宿題や食事の時間がずれると、本人の睡眠リズムにまで影響するかもしれません。また親や兄弟姉妹も思うように予定を進めることができなくなってしまいます。

③ 友だちやその家族に迷惑をかけないため

友だちの家に長居すると、その家庭の生活リズムまで乱してしまうことがあります。

④ 社会的な約束を守れるようになるため

⑤ 自分の行動に責任を持つ練習として

ちなみに門限は、親が決めたらいいと私は思います。子どもが「門限を遅くして」とお願いしてきても「遊びたいのはわかるよ」と受けとめつつ、「でも、この時間にしようね」と揺らぐことなく伝えてください。そして門限を守ることができたら「約束を守って帰ってきてくれて安心したよ。うれしい」ときちんと伝えることが大切です。

また思春期あたりから急に門限を守らなくなったとしたら、きっと第二次反抗期のあらわれです。社会から半人前あつかいを受けて反発する思春期に門限を守らなくなっても、特に驚くようなことではないかもしれません。ただ、だからといって門限が守れないまま、子どもを放っておくわけにはいきません。大人になる前に『自分で生きていく力』を磨いておくため、思春期の子どもは改めて責任を取ることの大切さを学ぶ必要があります。子どもの中の独立的な部分に声を届かせやすいような環境やタイミングで、親が門限を守ることは大事だと考えていて守ってほしいと思っていること、きっと守れるようになると信じていることなどをおだやかにていねいに伝えます。そうすれば、子どもが居場所のなさを感じて、家に帰りづらくなる危険性も少なくてすむのではないでしょうか。

そして門限を守ってほしいという親の思いが伝わっていたとしても、たとえば両親のあいだに暴言や暴力が見られたり、父親と母親がお互いの悪口を子どもに言ったりするような環境では、子どもはやはり帰りづらくなってしまうと思います。ですから、子どもが帰りやすいように家庭環境を整えることも重要です。

文章にすると簡単そうですが、実際には親自身が自分をコントロールすることや根気よく待つ忍耐力が必要な、とても大変な作業です。でも、子どもに責任を教えること自体が親の大事な責任と思って、粘り強く挑戦していただけたらと思います。

A

門限を守ることの大切さを伝え、帰りたくなる環境を整えましょう。

Q7 悪い友だちとの付き合いをやめさせたい

大切なわが子が悪い友だちと付き合っていたり、一緒に悪いことをしていると聞いたりすると、びっくりされると思います。「悪い」といっても、少々わんぱくだとか勉強が苦手でルーズなだけなどであれば、友だち付き合いは子どもの自主性に任せて過干渉にしないほうがいいかもしれません。ただ小学生でも万引きや恐喝、集団での陰湿ないじめをしている子の話を聞くことがあります。思春期頃になると、仲間との集団万引きを始め、タバコやお酒を常用したり、自転車窃盗を繰り返したり、無免許でバイクに乗ったりする子もいます。このような非行や法にふれるような悪いことを繰り返す仲間に入ってしまったら、どうすべきでしょうか？

私は非行に走った子どもたちと診察室で会うことがありますが、根は素直でいい子だと感じることが多くあります。ただ、親からの愛情が伝わっていなくて自己肯定感が低かったり、親が口うるさく過干渉なのは自分が信用されないダメな存在だからだと思っていたり、自分には落ち着いて過ごせる居場所がないと感じていたりするようです。そんなときに社会的によくないことだとわかっていたけれど仲間の面白そうな誘いに飛びついたというケースや、誘いを断れなかったり（断るのが怖かったり）して、一緒に行動するうちに巻き込まれていったという

A

親による友だちの選別はよくありませんが、非行などの問題がある場合は介入を！

ケースが多いように思います。ときには一緒に悪いことをしているつもりが、じつは自分もだまされていて、お金や物を取られるなどの被害にあってしまうこともあるようです。

思春期に悪い行動にあこがれることは珍しくありません。でも、たとえ仲間につられても、やってはいけないことはいけないのです。ですから悪い行動に気づいたら、見ないふりをしたり恐れたりせず、ぜひお子さんとゆっくり話す時間をつくってください。人間は誰でも失敗すること、謝罪や償いは必要なものの「非行＝人間として終わり」ではないこと、立ち直るための力になりたいことなどをおだやかに真剣に伝えてあげてください。一度では伝わらないかもしれませんが、親の助けを受け入れる気持ちになるのを根気よく待ってあげてほしいと思います。

思春期とはいえ、まだ親の保護下にある子どもですから、非行からの脱却に際して親が介入するのは悪いことではないと私は思います。非行グループのリーダー格と正面対決するのではなく、自然にフェードアウトする作戦を立てたり、家族だけで無理をせずに必要に応じて警察や児童相談所にも相談したりかかわってもらったりしながら距離をあけていけるといいですね。

Q8 いじめにあっているようです

子どもが学校でいじめにあっているかもしれないと感じると、とても動揺されることと思います。すごく残念なことですが、診察室でいじめの相談をされることは少なくありません。いじめなどの人為的に傷つける意図を持った外傷体験は、事故などの偶発的な外傷体験よりも精神症状を発症させやすいという報告もあり(※1)、心の健康を保つという観点からも早く適切に対処することが大切です。いじめの対処法については、さまざまな意見があると思うのですが、私が診察室でお話していることを書いてみたいと思います。

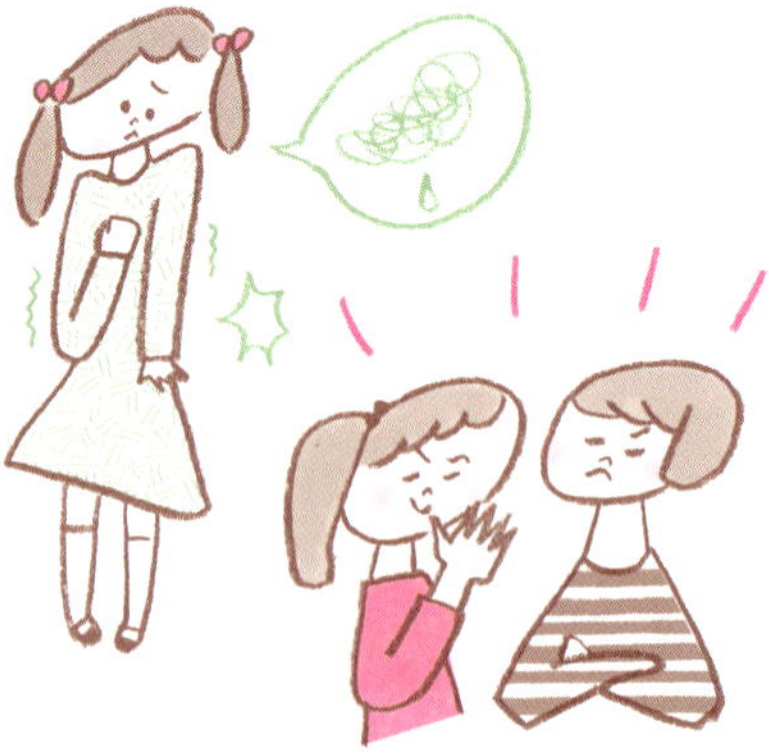

1：子どもが打ち明けてくれたら信じる

幼いうちならともかく、思春期に近い（または思春期以降の）子どもが親に悩みを打ち明けることは、それだけで十分に非常事態宣言といえます。ですから、子どもからいじめの相談を受けたら、疑ったり受け流したりしないで真剣に受けとめてあげてください。たとえば「本当？　気にしすぎなんじゃないの？」「いじめなんて誰でも経験するものだから」「でも学校に通えているでしょう」などの言葉は禁物です。たしかに軽いものまで含めたら、いじめは日常茶飯事なのかもしれません。親だってショックを受けて、「気のせいであってほしい」という願望から、受け流してしまいたくなりそうです。でも軽いいじめであるという保証はありません。心身の安全が脅かされるようないじめを受けている恐れもあるので、まずは訴えを疑うことなく受けとめて詳しく聞いてあげてください。

実際、いじめられていても限界まで登校し続ける子どもは少なくありません。中には「学校には毎日行くべきだから」と、どんなにつらくても休むという発想自体が出てこない子もいるほどです。『学校を休まない＝平気』ではないことを、ぜひ知っておいてください。

2：学校の先生に相談する

学校でのいじめを解決するには、担任の先生との連携が必要です。子どもの話だけではよくわからないことも、先生からの情報を重ね合わせると見えてくることもあるし、何より親が学校に乗り込んで、いじめを直接的に解決するわけにもいかないからです。

初めて先生に相談するときは、電話でも直接面談でも、おだやかに話しましょう。子どもの話を聞いただけでは、まだ「うちの子だけが被害者である」とするには情報が不十分だからです。親が子どもの話を信じることは大切ですが、それを対外的にどう示すかは別問題。事実関係がはっきりしない時点で怒りをあらわにするのは担任の先生に失礼だし、本来なら味方になってくれるはずの人なので得策でもないと思います。親にとって真の目標は、子どもが安心して元気に学校生活を送れるようになること。担任の先生の不行き届きを責め立てることでも、いじめた子を徹底的に糾弾して懲罰を与えることでもないはずです。難しいかもしれませんが、この点を見失わないことはとても重要だと思います。

また子ども自身が、仕返しを恐れるなどの理由から、親が先生に相談することについて消極的な場合もあるかもしれません。そういうときは先生と連携を取る必要性について説明し、親子でじっくり話し合います。ときには子どもが今までの信頼関係の問題などから「担任の先生には相談してほしくない」と主張することがあるかもしれません。その場合は、部活の顧問や養護教諭など、本人が最も信頼している先生を窓口にしてもらう方法もあります。また「ほかの生徒たちに相談したことを知られたくない」という場合は、その旨を先生に伝えて、相手を直接問いただしたりせず、注意深く観察してもらうこともできるでしょう。

学校と家庭で細やかな情報のやりとりができれば、その後はたとえば個人間での話し合い、相手側の親への介入、クラスでの話し合い、本人への別室対応、課外時間も含めた学内での慎重な見守りなど、状況や必要性に応じて柔軟な対応が可能になります。

3：学校以外の相談先を見つける

学校に相談しても、先生がいじめと判断しない場合があります。「ふざけているだけ」「相手の子は少し乱暴だけど、お子さんは気にしすぎ」などという反応が返ってくるかもしれません。ある程度の年齢になるといじめが巧妙になり、先生や大人の目にふれるところではやらないこともあります。また見えないパワーバランスが存在して本人にはつらい状態なのに、まわりから見るとじゃれているだけに思えるケースもあります。

まれに「いじめられる側にも落ち度や原因がある」と主張する先生もいますが、仮にいじめられる子どもに何か要因があったとしても、それを改めたほうがいいということと、「だからいじめてもいい」ということとは話が別です。自分が気に入らない相手には暴力をふるったり、不当なあつかいをしたりしてもよいという理屈は通りません。

それでも先生が自分のクラスでいじめがあることを認めたがらない場合、懸命に責め続けても意味がありません。ですから、学校と話をしても解決に向かわなければ、相談機関・医療機関などを積極的に活用していただきたいと私は思っています。家族以外にお子さんのがんばりやしんどさをわかって応援してくれる場所や人が見つかることが、親子の安心感につながることがあります。そして支援者が学校と連携を取って先生にいじめ解決への協力をお願いすることもできますし、医療機関であればお子さんの心身の不調を診療する中で診断書を作成して、登校や学校での活動をセーブするよう働きかけることもできるかもしれません。

子ども本人や家族以外の立場から、いじめの苦痛を客観的に評価したり、必要に応じて学校に働きかけてもらったりする方法があることも、ぜひ覚えておいてくださいね。

4：勇気ある撤退も選択肢に入れる

診察室でご両親から「いじめを自分の力で乗り越えてほしい」とか「子どもは転校したいようですが、逃げて解決することを覚えそうなので反対です」といった話を聞くことがあります。でも、いじめを自分の力だけで乗り越えるように伝えるのは危険です。いじめは、とても孤独な体験。いじめる側は複数のことが多く、それ以外にも多くの傍観者がいて、味方はほとんどいないという孤立無援の状況で心身が危険にさらされています。そんな中、親から「自分で乗り越えなさい」と言われると、さらに孤独感を深めて絶望的な気持ちになる恐れがあります。

いじめに真正面から立ち向かうことが、必ずしも最善の結果につながるとは限りません。勇気ある撤退によって環境を変えることが、道を拓いてくれることもあります。また親が自分の苦しさに共感してくれること、多くの選択肢を与えてくれることが、子どもの緊張や絶望感をやわらげ、困難を乗り越える力になることもあるのです。

いじめる子との接触だけが苦痛なのであれば、登校時間をずらして別室で学習するという方法もあります。特に小学校では柔軟に個別対応してくれるところが比較的多いようです。学校によって対応の幅に開きがありますが、ぜひ一度相談してみてください。それが難しい場合、休養を取りながら自宅学習をするのがいいかもしれません。先生に「行事や学習進度のことは知らせてほしい」とか「今は学校に関係するものを目や耳にするだけで本人が怯えるので、直接訪問は避けてほしい」などと具体的にお願いすると、先生もかかわりやすく、子どもの不安や負担も軽減すると思います。ただし学習面のサポートに関しては、いじめに疲弊して勉強するどころではない場合もあるので、親が焦って先走らないことも重要です。

また中学までは義務教育なので登校日数が足りなくても卒業できますが、欠席が多いと内申の評価が下がることは避けられません。中学生の場合は高校進学も視野に入れて、転校を検討してみるのもいいと思います。ただし転校すれば楽しく登校できるようになる子もいれば、新たな人間関係がストレスになる子もいるので、最善の解決策かどうかは一概には言えません。お子さんとよく話し合ってみてくださいね。

A

いじめの話は真剣に受けとめて、対処法を柔軟に考えることが大切です。

※1　Arseneault L et al. Am J Psychiatry. 2011; 168（1）: p65-72.

COLUMN 4

親の気質が子どもに遺伝するということ

診察室でお母さんから「この子の心配性なところは、私から遺伝したんでしょうか？」とか「夫のがんこなところが、この子に遺伝したんです」といった話が出ることがあります。実際、親の気質は子どもに遺伝するのでしょうか？

気質と遺伝については、1996年に新しさや冒険を求める気質（新奇性追求）と神経伝達物質ドーパミンの伝達にかかわる遺伝子との関連が報告されてから(※1)、関心が高まりました。その後も同様に気質と遺伝子の関連が報告されるようになりましたが、「この遺伝子があると冒険好き」「この人は心配性遺伝子を持っている」などと言えるほど、遺伝子と気質が対をなしているわけではありません。

遺伝と並んで親子の気質に影響するのが環境です。いつもお母さんが何かを心配する姿を見ていれば、子どもが同じような場面で心配しがちになるのはイメージしやすいですね。もちろん子どもの気質は、先生や友だちなど、親以外の親しい人からの影響を受けることもあるだろうと思います。

親子の気質は遺伝・環境の両面で100%とはいかなくても、ある程度は似やすいといえます。似ているからこそ、親子ともにお互いの考えに共感しやすいところもあるでしょう。そして心配性なのは慎重で堅実、がんこなのは自分を持っているということ――その気質でうまく乗り切れたことも、これまでにたくさんあったはずです。「この子は親に似て……」と嘆くよりも、「似たもの親子だね」とお互いの気質を明るく受け入れられたらいいですね。

※1　Ebstein RP et al. Nat Genet. 1996; 12（1）: p78-80.

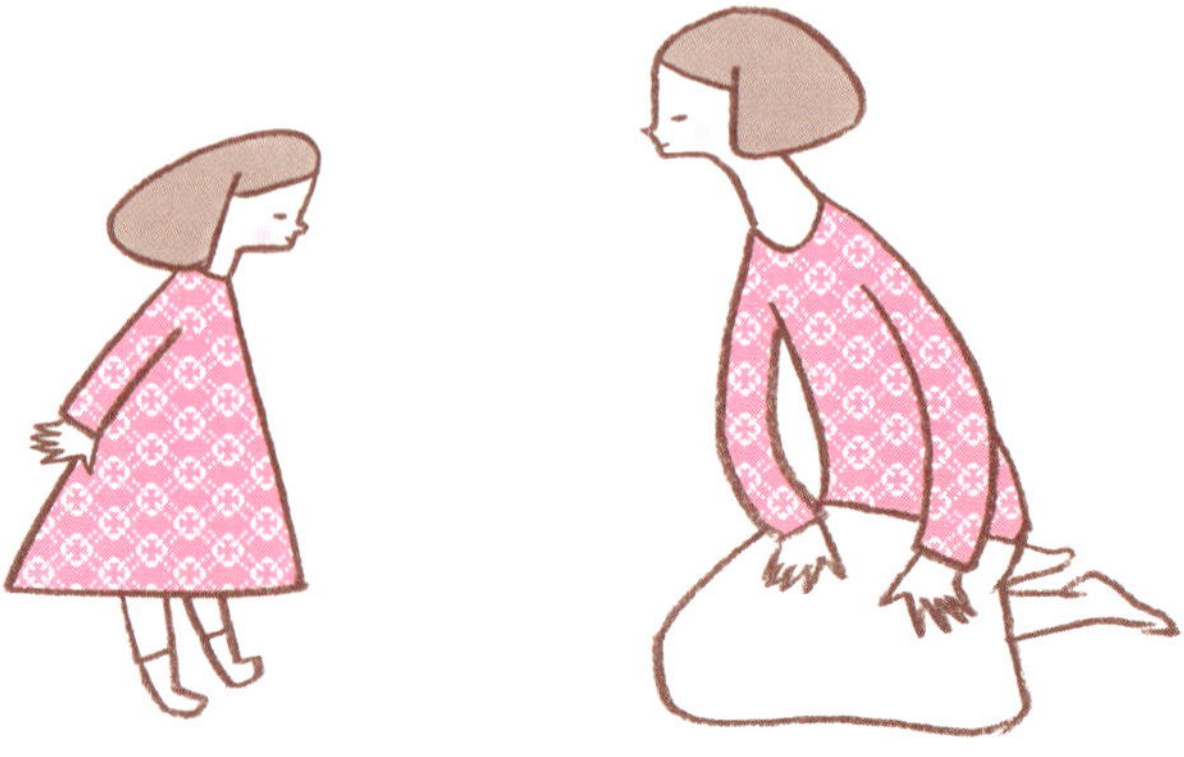

第5章

心の育ちが心配なとき

Q1 発達障害じゃないかと思っています

最近、子どもの発達障害を心配して、精神科を受診する方が増えています。

発達障害は「脳機能の障害であって、その症状が通常低年齢において発現するもの」と法律で定められていて（※1）、生まれつき脳の働きの一部がうまくいかないために、たとえばコミュニケーションや注意持続などが困難であるなど、能力にバラつきがある状態です。特性により『自閉症スペクトラム障害』『注意欠如多動性障害（ADHD）』などに分類されます。

そもそも子どもの能力の伸び具合には多少のバラつきがあって、どの子にも得意や苦手があるものです。ただ、その苦手さが日常生活に支障をきたすほど（発達障害の診断基準を満たすほど）極端な場合には、子どもにとって必要な支援（療育や補助の先生の配置など）を受けやすくするために、診断をつける意義があると私は思っています。

ところが来院される方の中には、お子さんやご家族に特に困りごとがなく、特別な配慮や支援も望んでいないけれど、学校の先生などから診断を受けるようすすめられて来たというケースもあります。それなら診断は不要です。診断は、子どもの過ごしやすさにつながる支援とセットで提供されるべきものです。そうでなければ、ただ本人に発達障害というレッテルを貼って、周囲がなんとなく納得するだけで終わってしまいます。

ただ、実際に発達障害の特徴を持つ子どもを育てるのは困難なことです。十分に愛情を注いでも常識的で適切な子育てをしても、発達障害特性のある子どもには伝わりにくいからです。さらに発達障害は持って生まれた特徴で、親の育て方や愛情不足から起こるものではないのに、周囲から「親の育て方が悪い」などと批判されて大きなストレスを抱えることもあります。

発達にバラつきがあってもなくても、基本的な心の育て方は共通して有効ですが、それを実行してみてもなかなか思うようにいかず、ご両親がストレスを感じるようであれば、きっとお子さんもうまく力を発揮できずしんどさを感じていると思います。そういうときは、ぜひ相談機関や医療機関に相談してみてください。診断がつくかつかないかにかかわらず、お子さんの得意や苦手がわかれば、それに合わせてさまざまな工夫を取り入れることで、子育てがしやすくなったり、お子さん本人も日常生活を送りやすくなったりするかもしれません。

A

単なるレッテル貼りの診断ではなく、支援とセットにすることが大切です。

※1　発達障害者支援法施行例第一条「発達障害の定義」

Q2 不登校になったら、どう対応すべき？

お子さんが不登校になると、ご両親はとても不安な気持ちになると思います。腹痛や頭痛、嘔吐などの身体症状があらわれることもあるので、ますます心配ですね。また一日も早く登校してほしいという思いにかられると同時に、学校に行けないのはいじめなどの登校しづらい理由があるからなのか、ただなまけているだけなのか、学校に行けない理由を知りたいと悩まれるかもしれません。でも、ふだんの行動や生活リズムに問題がない場合、なまけて学校に行かないということは考えにくいと思います。非行や家庭内暴力、無断外泊などがあって学校にも行かないのであれば、不登校のことより先に対応しないといけない問題があるはずです。なので、ここでは不登校の背景には理由があると考えて話を進めていきたいと思います。

〈いじめが原因と思われる場合〉

お子さんが学校でいじめられている場合、学校を欠席したがるのは当然のことです。いじめの項目のところでもふれましたが、無理に登校させようとせず、お子さんと担任の先生とよく話し合ってみてください（第4章Q8参照）。

〈明確な理由がわからない場合〉

子どもにいくら聞いてみても、原因を話せないことは少なくありません。その多くは本人が理由を自覚していなかったり、うまく説明できなかったりするためなので、「理由が言えないなら学校へ行きなさい」「なまけているだけでしょう」などと言わないようにしてください。ときにはいじめられていることを話したくなくて理由を言わない場合もありますが、味方になりたいという姿勢を示して根気よく待っていると打ち明けやすくなるようです。

小学校の低学年くらいまでなら親と離れるのが心細くて不登校になる場合もありますが、多くは『対人関係の難しさ』が関連しているように感じます。たとえば、みんなと仲よくできるようにと気を遣いすぎて疲れていたり、クラスに自分の居場所がないと感じていたり、ほかの子がケンカしているところを見るのが嫌だったりなど、さまざまなケースがあります。さらに、宿題が完璧にできていないから出したくない、自分だけが授業の内容をわかっていない気がするなどの『学習面でのストレス』が合わさっている場合もあります。

またクラス内のざわざわした私語が苦手、体育などでほかの子と身体がふれるのが嫌、偏食なのに給食を残さず食べるように言われるのが苦痛といった感覚の敏感さが関連していることもあるようです。そのほか、いつもみんなにじろじろ見られている気がする、まわりが自分の悪口を言っている気がするなど、周囲に対して過敏になっていることもあります（これについては、この章のＱ４で詳しくふれます）。

いずれにしても、大人から見るとささいなことに思えても、子どもにはとても重大なことで、だからこそ学校を休んで親にSOSを出しているのだと思います。心を育てるには、子どもからのメッセージをしっかり受けとめて、本人のペースを尊重することが大切です。そう考えると、学校に行けないことを理解して受けとめてあげることが、親にできるサポートの第一段階。まずは無理をしてためた疲れを取るために、短期間は休んでもいいと保障しましょう。

ただし登校しない時期も、ご両親と先生が連絡を取り合うことは必要です。そして生活の規律を守ることは続けたほうがよいでしょう。たとえば平日は、できればいつもどおりの時間に起きて家族で一緒に朝食をとるとか、ゲームやテレビの時間もふだん通りにとどめるなどの大まかな約束はしておくといいかもしれません。あくまでも学校での疲れを取るための休養なので、際限なくダラダラしてもよいわけではありません。また元気を出させるためであっても、頻繁にショッピングなどの娯楽などに連れ出すのはおすすめしません。子どもの状態によっては疲れてしまうかもしれませんし、反対に「毎日連れて行って！」と要求がエスカレートする恐れもあるからです。週末に本人の希望で外出するくらいのペースなら、ち

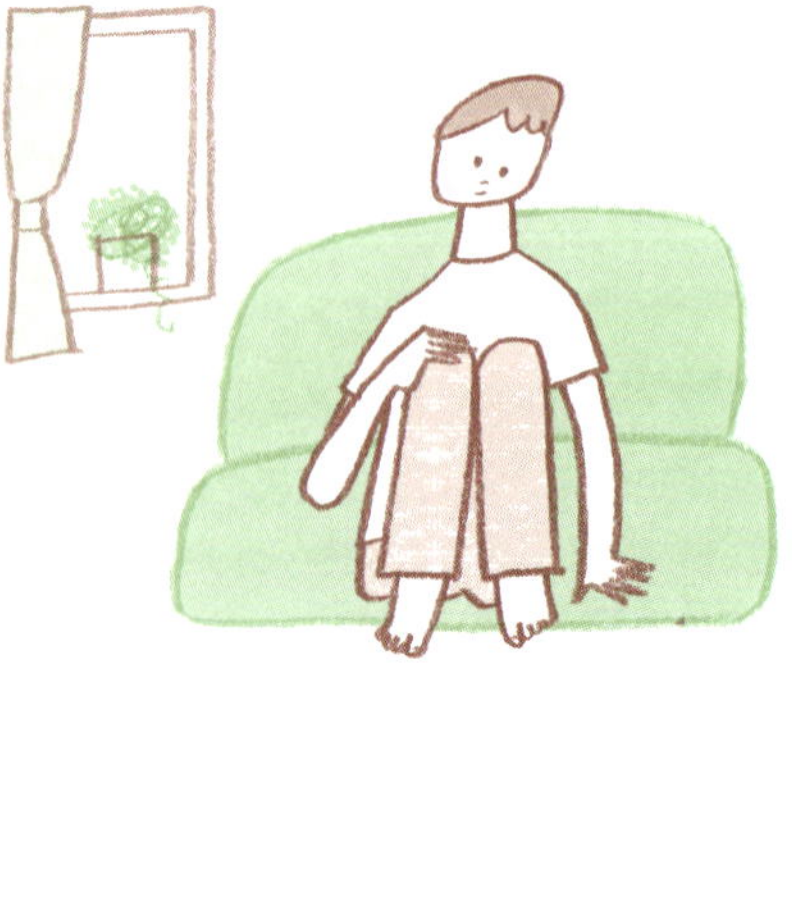

ょうどいいかもしれません。そして休養を取るために休んでいるのですから、「家にいるんだから、もっと手伝いをしなさい」などと強く当たることもしないでいただけたらと思います。

その後、子どもがリラックスできたところで、心配ごとがなくなったら学校やクラスに戻りたいかどうかを聞きます。家族以外の人との付き合いの中で自分をコントロールしたり、相手と折り合いをつけたりする練習を積むことも必要なので、今すぐではないにしても集団に属したほうがよいということは伝えておいてもよいと思います。「どうしても元の環境には戻りたくない」と言う場合は、別室登校や転校なども含めて柔軟に検討する必要があります。

ここでは一般論として書きましたが、実際には子どもの状態に合わせた臨機応変な対応が必要になるので、親子だけで解決していくのは大変です。お子さんに「あなたのつらさを楽にするために、私たちだけでは心配だから、一緒にカウンセリングに行きたい」などと相談機関の利用を提案して第三者の声を取り入れながらサポートするのもいいと思います。親だけの相談でも受け付けてくれる機関もあるので、先に感触を確かめてみるのもいいかもしれません。

A

学校に行けない状態を受けとめ、一時的な休息を保障してから対策を。

Q3 子どもの心のこと、どこで相談したら？

子どもの心のことを相談できる場所は、相談機関、カウンセリング機関、医療機関の3つが考えられます。それぞれに特徴があるので比較検討して、お子さんの状態に合いそうなところを選んでくださいね。

ただ今の日本には、子どもの心の悩みについて一か所だけですべてをカバーできる機関は限られています。医療機関にしても、大病院の中に児童精神科や小児科があって気軽に予約が取れるような状況なら心身両面から検査も治療もスムーズに受けられると思いますが、現実にはこうした病院や診療所はあまりありません。

あちこちの機関へ同時にかかるのはおすすめしませんが、お子さんのそのときどきの状態で必要となる支援機関を臨機応変に活用して、少しでもお子さんやご家族の負担が早く軽くなるように工夫してもらえたらいいなと思っています。

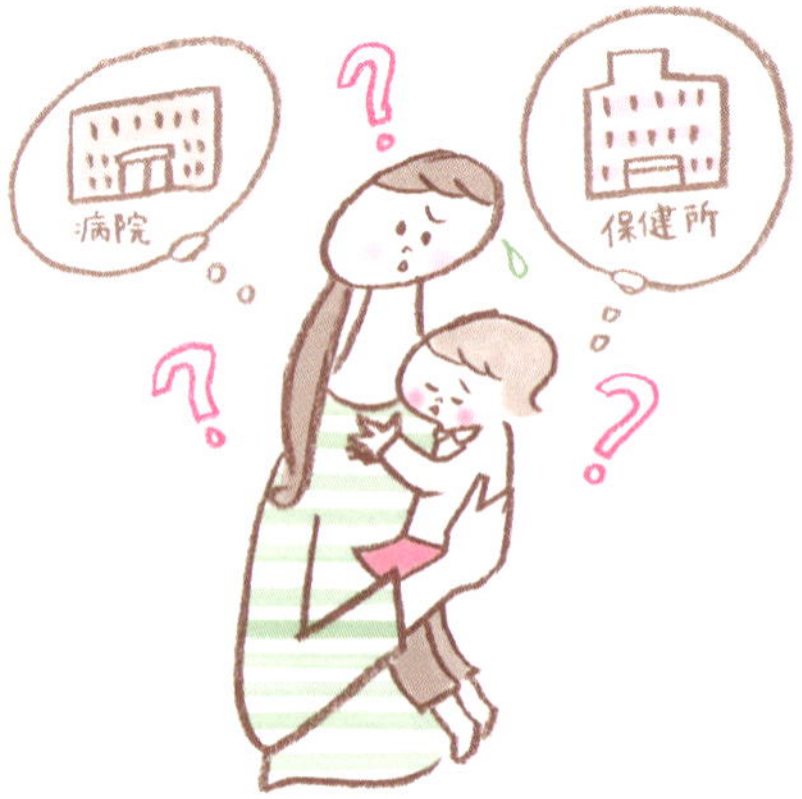

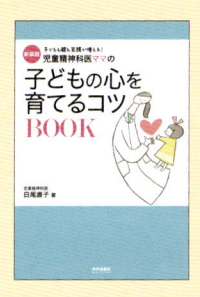

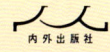

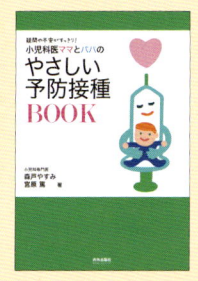

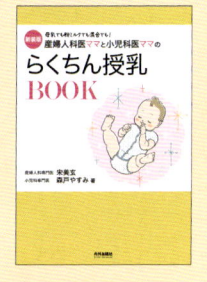

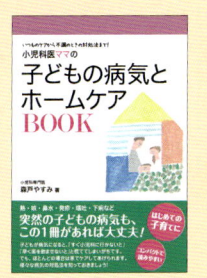

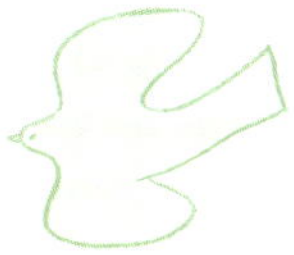

【1 相談機関】

①電話で相談する

電話相談には、受付時間内ならいつでも話せる便利さや、匿名でいいという気軽さがあります。ただ相談相手が毎回変わってしまう場合もあるので、何度か継続して相談したいケースだと難しいこともあるようです。自治体ごとに『こころの電話』『こころの電話相談』などの名称で設置されていることが多いので調べてみてください。

また、いじめや体罰など、誰に相談したらよいかわからない悩みを抱えている場合は『子どもの人権110番』という電話相談窓口もあります(※1)。

②対面で相談する

対面で相談する場合、多くは事前に予約を取って相談先へ出向く必要はありますが、同じ相談員と話せることも多いなど（継続相談可能な機関の場合）、じっくり話をしやすい方法といえます。機関によっては、訪問支援をしてもらえることもあります。

地域の保健所(※2)や児童家庭支援センター(※3)などが、子育ての相談を受け付けています。たとえば保健所で受けられる相談では、診断までは受けられないことがほとんどですが（地域により医師による定期相談日を設けていることもあります）、今の状況を聞いてもらってアドバイスを受けることは可能です。状況に応じて保健師が医療機関の情報を提供してくれることもありますし、保健所によっては保健師に定期的に相談することもできます。

また各自治体の精神保健福祉センターでも相談が可能です。名称が異なる場合もあるので、全国精神保健福祉センター長会のウェブサイトで必要な情報を確認のうえ、問い合わせてみるといいでしょう(※4)。そのほか、NPOなどの非営利団体が相談窓口を設けていることもあります。

【2 カウンセリング機関】

診断や薬物療法・入院治療を望んでいるわけではないけれど、専門家にしっかり相談したい場合は、カウンセリングが役立つと思います。カウンセリングとは、臨床心理士など心理職（カウンセラー、サイコセラピストなど）が行う心理面接のこと。子どもだけと面接を行う『個人療法』、家族同伴で面接を行う『家族療法』、言葉でのやりとりが困難な年齢や状態の子どもに行われる『遊戯療法（プレイセラピー）』など、さまざまな方法があります。個人療法の中にも、精神分析的心理療法、認知行動療法、催眠療法、内観療法などの手法があり、心理職がそれぞれ自分の得意な手法を持っていたりします。

現在、心理職に国家資格はありませんが、日本臨床心理士資格認定協会が認定する『臨床心理士』という資格がよく知られています。カウンセリングを受けたいときは、臨床心理士会のウェブサイト(※5)で検索したり、学校の養護教諭にふだんから提携しているカウンセラーがいないかを問い合わせてみたりしてください。ただしカウンセリングは健康保険適用外であることが多く、1時間5千円～1万5千円くらいの費用がかかる場合が多いようです。

そのほか学校（学区）のスクールカウンセラーがいる場合もあります。常勤ではなく週1日勤務などが多いようなので、学校や教育委員会に問い合わせてみてくださいね。

【3 医療機関】

病院や診療所などの医療機関への受診を検討するケースには、さまざまなパターンがあると思います。お子さんの状態によって、そして医療にどんな役割を期待するかによって、受診すべき診療科が変わってきます。ひとつの科では完結しないかもしれませんし、経過とともに必要な医療サービスが変わってくることもあります。子どもの心を診てもらえそうな科としては、小児科、心療内科、児童精神科、精神科、小児神経科が考えられます。

小児科

特に子どもの場合、心の不調が腹痛などの身体症状としてあらわれることがよくあります。心の問題による体調不良なのか、本当に身体の状態がよくないのかわからないときは、小児科を受診するところから始めるとよいでしょう。まずは、かかりつけの小児科で相談し、必要があれば他院を紹介してもらうのがスムーズかもしれません。たとえば身体症状の詳しい検査が必要な場合は大病院の小児科を、専門的な心の診療が必要な場合は児童精神科などを紹介してもらえると思います。また小児科医の中でも、日本小児科医会が認定している『子どもの心相談医』(※6)なら、子どもの心についても詳しいので相談しやすいでしょう。

心療内科

小児科に通うだけでは心身の不調が回復しない場合は、心療内科を受診するのもいいと思います。心療内科医は内科医なので、心身症（心理的・社会的な要因が大きく影響して身体の調子をくずした状態：過敏性腸症候群や摂食障害など）には、まさに心身両面から対応してもらえます。日本心療内科学会のウェブサイトで地域の専門医を検索できますが(※7)、診療科として小児科を掲げている医師はごくわずかです。基本的には大人の患者さんを中心に診療している医師が多いと思われますので、受診前に電話でお子さんの年齢や気になる症状などを伝えて、診てもらえるかどうかを確かめたほうが安心だと思います。

児童精神科

基本的に18歳までの子どもの心の不調について、専門的に対応する診療科です。本来、子どもの心の問題を診るのに最も適した診療科ですが、児童精神科の認定医は現在200名ほどと少なく、申込みから初診まで数か月から年単位で待たなくてはならないほど受診しづらい状況になっています。そのため気軽に受診するわけにはいかないかもしれませんが、必要なときには日本児童青年精神医学会のウェブサイトで認定医のいる病院を検索し(※8)、ぜひ受診を検討してみてください。児童精神科医は、病院の児童精神科だけでなく、各地域の療育センターや療育園、子ども病院などに勤務しているほか、最近は児童精神科クリニックを開業する医師もみられるようになってきました。

精神科

小学生以下の子どもで精神科診療が必要な場合は、児童精神科か『子どもの心相談医』のいる小児科を受診したほうがよいと思います。ただ近くに児童精神科がなかったり、比較的大人に近い中高生以上だったり、また入院が必要ではないかと思えるほどのつらい状況であれば、児童精神科の初診を待つよりも精神科を受診したほうがいい場合もあります。

基本的に一般的な精神科は、大人の患者さんを診療の対象にしています。精神科診療を必要とする患者さんの状態は幅広いので、医療機関の特性や各医師の専門分野によって、診療の雰囲気や方向性にかなり大きな開きがあると思われます。ですから受診前に電話でお子さんの年齢、症状などを伝えて、診察可能かどうかを確認したほうがいいでしょう。受診先に心当たりがない場合は、精神保健福祉センターへ問い合わせるのもいいと思います。

小児神経科

小児神経科は、子どもの神経内科。脳・神経・筋肉の異常によって生じた、運動や知能、感覚、行動、言葉の発達の遅れなどの診断や治療を行う診療科です。たとえば、子どもがよくひきつけを起こす、手足に力が入らない、発達の遅れが気になる場合などに適しています。日本小児神経学会のウェブサイト内に、発達障害の診療をしている学会員のリスト(※9)や専門医検索ページ(※10)が公開されているので、気になる症状がある場合は受診を考えてみてください。

※1　法務省.『子どもの人権110番』
http://www.moj.go.jp/JINKEN/jinken112.html

※2　全国保健所長会.「全国保健所一覧」
http://www.phcd.jp/HClist/HClist-map.html

※3　全国児童家庭センター協議会.「全国の児童家庭支援センター」
http://www.zenjikasen.org/map_jpan.html

※4　全国精神保健福祉センター長会.「全国精神保健福祉センター一覧」
http://www.zmhwc.jp/centerlist.html

※5　一般社団法人 日本臨床心理士会.「臨床心理士に出会うには」
http://www.jsccp.jp/near/

※6　一般社団法人 日本小児科医会.「子どもの心相談医一覧」
http://www.jpeda.or.jp/soudanimeibo02.html

※7　特定非営利活動法人 日本心療内科学会.「日本心療内科学会認定 専門医一覧」
http://www.jspim.org/PDF/map/senmoninihontizu_2.htm

※8　日本児童青年精神医学会.「日本児童青年精神医学会 認定医」
http://child-adolesc.jp/nintei/ninnteii.html

※9　日本小児神経学会.「発達障害診療医師」
http://child-neuro-jp.org/visitor/sisetu2/hssi.html

※10　日本小児神経学会.「小児神経専門医一覧」
http://child-neuro-jp.org/visitor/sisetu2/senmon_simeilist/map_simei.html

Q4 心の診療科に行くべきときって!?

どんな場合に心の診療科（心療内科、児童精神科、精神科）を受診すべきか一概には言えないのですが、相談やカウンセリングではなく医療を選ぶメリットとしては、①薬物療法を受けられる、②検査を受けられる、③必要時には入院による治療も可能、④診断確定が期待できる、⑤診断書・意見書などを発行してもらえることなどがあげられます（各医師の判断によるので、希望どおりにはならない場合もあります）。

ですから、相談機関やカウンセリング機関を利用しても心身の症状が続く場合や、本人や家族が日常生活を送ることが困難な場合（たとえば激しい暴力、食欲不振などがあるケース）、学校などで「診断書があれば特別な対応を考慮する」と言われた場合などは受診を検討してみてください。

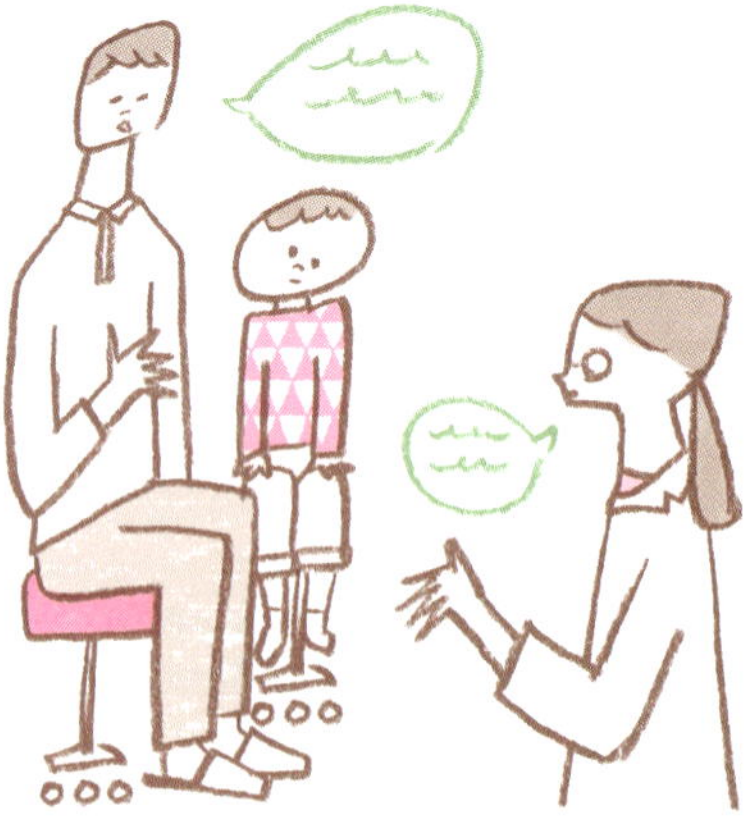

特にお子さんが「みんなにじろじろ見られている気がする」「悪口を言われている気がする」

などと周囲に対して過敏になって、妄想や幻聴があるかのように見えるときは、早めの受診をおすすめします。じつは思春期の子どもの約15％に幻覚・妄想など、まるで精神病と思えるような症状があらわれることが日本でも他国でも報告されていて、決して珍しいことではありません（※1、2）。まだ精神病を発症したわけではないのですが、できるだけ早期に精神科的介入（薬物療法、休養など）をすることで発症を予防することができるため（※3）、ためらわずに受診してください。児童精神科の初診予約がだいぶ先になる場合、当面は一般の精神科で薬物療法をしてもらうのもいいと思います。また、こうした症状には日常生活のストレスが関連していることもありますが、限られた診療時間内でゆっくり相談することは難しいので、同時に相談機関やカウンセリング機関を利用するのもいいかもしれません。

A

他機関などでは症状が改善しない場合や生活に支障があるときは受診しましょう。

※1　Nishida A et al. Schizophr Res. 2008; 99 (1-3) : p125-133.
※2　Poulton R et al. Arch Gen Psychiatry. 2000; 57 (11) : p1053-1058.
※3　Crow TJ et al. Br J Psychiatry. 1986; 148 (2) : p120-127.

Q5 心の診療科では、どんなことをするの？

これまでに書いてきたとおり、各病院の設備やスタッフの配置、病院や医師の方針などによって違ってきますが、だいたい以下のような感じです。一般的な内科などと同様に、問診、観察、検査、治療といった順番で進めていくので、この流れに沿って説明したいと思います。もちろん、すべてを書きつくすことはできていないかもしれませんが、参考にしてくださいね。

ステップ1 問診

多くの医療機関で、看護師、保健師、受付職員、研修医など、担当医以外のスタッフから、受診に至った経緯や現在心配なこと・困っていること、家族構成や家族との関係、お子さんを妊娠中のこと、乳幼児期発達の様子、幼少期から今までの生活歴などについて聞かれると思います。すべての項目を初診前に聞かれるとは限りませんし、このほかにも聞かれること（学校での様子や好きな遊びなど）があるかもしれません。問診は本人からよりもご両親からお聞きすることが多いように思います。初診当日ではなく、問診のための来院日を事前に設定する病院もあるようです。また母子手帳や小学校の成績表などを持ってきていただくこともあります。

ステップ2　観察

医師の診察の中で、お子さんが受診したきっかけや今の状態をどう思っているかをたずねます。その答えの内容だけでなく、様子（表情や姿勢など）や、初対面の医師に対してどんなふうにどのくらい答えてくれるかなども見させてもらっています。病院や診察室で見せてくれるお子さんの様子のすべてが観察対象です。問診で聞いた内容を、改めて本人またはご両親に質問することもあります。たまに医師に対してお子さんがぶっきらぼうな口調で応じたときに、ご両親が強くたしなめる場面を目にしますが、医師に気を遣って話すことでかえって疲れてしまっては元も子もないので、自然にありのままの姿を見せてもらえたら大丈夫です。

ステップ3　検査

診察（観察）の結果から、必要に応じて検査を行っていきます。このあたりから医療機関によってできること・できないことのバラつきが大きくなってきます。質問紙を使って、小さいときの様子（生育歴や特徴など）を詳しく答えていただいたり、お子さんにクイズやゲームのような内容の検査（発達検査、認知機能検査など）をさせてもらったり、CT・MRIなどの脳画像検査をしたり、脳波検査をしたり、動作・運動や感覚の鋭さなどの評価・質問をさせてもらったりと内容はさまざまです。いろいろな検査を一気にまとめてするというよりも、診療経過の中で必要と思われるときに検査の予定を入れていくことが多いと思います。

お子さんと医師のみで『個人面接』をすることもあるし、ご家族と一緒に『家族面接』をすることもあれば、親子が別々に担当カウンセラーと『並行面接』をすることもあります。気持ちを言いあらわせなかったり、年齢が小さかったりする場合は、担当カウンセラーと遊びを介してやりとりする『遊戯療法』が用いられます。また感覚や運動の苦手があると思われる場合は、『感覚統合療法』に基づいた感覚統合をうながす遊びなどを取り入れることも。そのほか、複数の子どもでグループ活動をする『集団療法』を行う医療機関も増えているようです。

お子さん本人への介入というよりもご両親への助言が中心となることもありますし、主治医が学校の先生と情報共有をしたり連携を取ったりすることもあります。「まずはおうちでしっかり休みましょう」とか「学校や家庭から離れて入院で休養しましょう」とか、環境を変えて休養することをすすめられるケースもあるでしょう。こうした環境調整も治療に含まれます。

ここにあげたようなさまざまな介入と並行して、薬物療法を行うこともあります。薬物療法に対する医師の姿勢は、本当にさまざま。向精神薬（脳などの中枢神経系に作用して、精神の活動に働きかける薬）の多くは添付文書（説明書）に「小児等に対する安全性は確立されていない（使用経験がない／少ない）」といった記載があり、子どもに処方してよいと明記されている薬はごくわずかで、気軽には使いづらい状況です。でも実際には、薬を服用してもらったほうが、ぐっと過ごしやすくなるだろうと思えるケースもたくさんあります。

A

他科と同様に問診・観察・検査のうえ、必要な治療をすすめていきます。

私自身は薬を使わずに治療できたらいちばんいいと思いますが、それでも向精神薬をおすすめすることはあります。お子さんとご両親に、なんのために薬を使うか、どんな効果が期待できるか、一般的な成人の使用量とどのくらい違うか、考えられる副作用は何か、服用したくない（させたくない）のであれば無理におすすめしないことなどを伝えて、ご希望があれば処方します。そして何か変わったことがあれば、すぐにご連絡くださるようお願いしています。

ちなみに向精神薬は、たとえば抗うつ薬、抗精神病薬のように診断名を含んだ名前のいくつかのグループに分類されますが、病名に呼応した名前の薬を使うわけではなく、一人ひとりの症状に応じて効果があると思われる薬を選択します。ですから「抗うつ薬を出されたから、うつ病だ」などと診断を推測せず、主治医にその薬を使う理由を聞いてみてくださいね。

薬を飲むだけで、お子さんのつらい状態が改善するわけではありません。薬を服用するとしても、ほかの治療や工夫も必要です。薬に期待をかけすぎず、逆に恐れすぎもせず、「子どもの回復を手助けしてくれるもの」くらいの感覚で使っていただけたらと思います。

おわりに

この本を最後まで読んでくださって、ありがとうございました。

私たち児童精神科医は、じつは希少な存在で、認定医は全国に200人くらいしかいません。希少というよりも、むしろちょっと肩身の狭い少数派です。精神科医の仲間からも「どうして、わざわざ子どもを診ようと思ったの?」なんて不思議がられることもあります。

でも児童精神科医の仕事には、子どもたちの心の育ちを見届けさせてもらえるという、大変なよろこびがあります。診察室で出会って、しばらく様子を見守らせてもらっているうちに、子どもたちは本来の力をのびのびと発揮できるようになって、やがて驚くほどたくましく頼もしい表情で診察室を巣立っていきます。その過程で、ご両親がお子さんとのかかわり方を工夫される姿もまた、とてもステキなのです。

直接お会いすることのできないお母さんやお父さんにも、子どもの心を育てるコツをお伝えできたらと、この本にはたくさんの内容を詰め込みました。もちろん、すべてを完璧に実行するのは難しいと思います。なにしろ、書いた私も完璧になんてできていません。そんな私を支えてくれている言葉があります。小児科医で精神科医でもあるウィニコットが提唱した『ほどよい母親（Good enough mother）』です。少し拡大解釈ですが、失敗もすれば大雑把なところもある、でもここぞというときには子どもに大事なことを伝えられる――そういう『ほどよい母親』でいられたら自分も心地いいし、子どもだって気が楽だろうなと思っています。ご一緒に『完璧な親』ではない『ほどよい親』を目指して本書を活用していただけたら、これほどうれしいことはありません。そして一度きりの子育ての時間を、親子で楽しんでいただけたらと願っています。

最後に、この本を書くきっかけを与えてくれた小児科専門医の森戸やすみさん、かわいいイラストを描いてくださったモリナオミさん、あれこれとわがままを受け入れてくださった編集の大西真生さんに心からの感謝を表します。そして診察室で子育てについて一緒に考える機会を与えてくださったお子さんとご両親方、いつも臨床についてともに熱く楽しくディスカッションしてくれる職場の上司や仲間たちにも、この場を借りてお礼を言わせてください。

また、私がこの本を書くことをずっと応援し続けてくれた夫と、私に育児の大変さと醍醐味を教えてくれる息子にも、ありがとうと伝えたいと思います。

平成25年7月　白尾　直子

著者プロフィール

白尾直子（しらおなおこ）

児童精神科医、医学博士。日本精神神経学会専門医・指導医、日本児童青年精神医学会認定医。1999年、広島大学医学部を卒業。総合病院精神科、療育センター勤務などを経て、現在は公立診療機関に勤務。共著に『成人期の自閉症スペクトラム診療実践マニュアル』『今日の治療指針 2013年版』（ともに医学書院）がある。

新装版
子どもも親も笑顔が増える！
児童精神科医ママの
子どもの心を育てるコツBOOK

発行日　2018年3月15日　第1刷発行

著者　白尾直子
発行者　清田名人
発行所　株式会社内外出版社
〒110－8578
東京都台東区東上野2－1－11
電話　03-5830-0368（販売部）
電話　03-5830-0237（編集部）
URL　http://www.naigai-p.co.jp

装丁・本文デザイン／下村敏志（Kre Labo）
編集／大西真生
印刷・製本／中央精版印刷株式会社

ISBN 978-4-86257-362-9　C0077　1380円＋税

本書は、2013年8月にメタモル出版より発行された書籍を復刊したものです。